U0344972

本书受陆军军医大学人文社科基金重点课题（2019XRW01）、重庆市社会科学规划专项课题(2020WT07)、重庆市社会科学规划项目(2019YBJJ033)、重庆市制度创新项目（cstc2020jsyj-zzysbAX0043）、重庆市卫生经济学会项目（2020YWJK2020-1）资助。

公共卫生事务中的
快速应急决策支持机制研究

QUICK RESPONSE DECISION SUPPORT
MECHANISM FOR PUBILC HEALTH ISSUES

皮 星　何孝崇　谭华伟　著

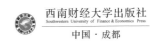

西南财经大学出版社
Southwestern University of Finance & Economics Press
中国·成都

图书在版编目(CIP)数据

公共卫生事务中的快速应急决策支持机制研究/皮星,何孝崇,
谭华伟著.—成都:西南财经大学出版社,2022.11
ISBN 978-7-5504-5600-6

Ⅰ.①公… Ⅱ.①皮…②何…③谭… Ⅲ.①公共卫生—紧急
事件—决策支持系统—研究—中国 Ⅳ.①R199.2

中国版本图书馆 CIP 数据核字(2022)第 205266 号

公共卫生事务中的快速应急决策支持机制研究

GONGGONG WEISHENG SHIWU ZHONG DE KUAISU YINGJI JUECE ZHICHI JIZHI YANJIU

皮星 何孝崇 谭华伟 著

责任编辑:植苗
责任校对:廖韧
封面设计:何东琳设计工作室
责任印制:朱曼丽

出版发行	西南财经大学出版社(四川省成都市光华村街55号)
网　　址	http://cbs.swufe.edu.cn
电子邮件	bookcj@swufe.edu.cn
邮政编码	610074
电　　话	028-87353785
照　　排	四川胜翔数码印务设计有限公司
印　　刷	四川五洲彩印有限责任公司
成品尺寸	170mm×240mm
印　　张	11
字　　数	211 千字
版　　次	2022 年 11 月第 1 版
印　　次	2022 年 11 月第 1 次印刷
书　　号	ISBN 978-7-5504-5600-6
定　　价	68.00 元

前　言

　　随着全球工业化发展以及消费主义的盛行，人类对环境的破坏日益加剧，导致了全球气候和环境的剧烈变化，尤其是太阳黑子的异常活动，加剧了磁场和射线的变化，使得病毒不断变异，新的传染病不断涌现。近年来，世界卫生组织关于"国际突发的公共卫生事件"的预警不断，无论是2009年的H1N1猪流感，还是2014年的西非埃博拉病毒；不管是2019年以来的新冠疫情的蔓延，还是2022年的猴痘疫情，全球突发公共卫生事件层出不穷，需要越来越多的防疫资源高效地配置在抗疫一线，需要更加科学、更加快速的应急决策，这就对传统的公共事务快速应急决策机制提出了更高的要求。以新冠疫情为例，当我国出现相关疫情，且地区性医疗资源出现挤兑、医务人员严重短缺之际，党中央迅速做出反应，立即启动应急机制，集中全国力量，启动新中国成立以来规模最大的一次医疗力量调遣，总计派遣340多支医疗队、4.2万多名医务人员奔赴抗疫一线，这展示了中国力量，说明我国正在快速构建中国快速应急体系，体现了社会主义国家能够集中力量办大事的优越性。

　　我国在应对新冠疫情以及常态化防疫工作中取得了令世人瞩目的巨大成就，但在抗疫过程中仍然暴露出我国在重大疫情防控体制机制相关方面存在的明显短板，我们还要吸取教训，不断总结经验。

　　本书旨在通过研究公共卫生事务的快速应急决策支持机制来完善公共卫生事务的科学决策体系，从源头上和过程中减少并化解重大疫情风险。本书主要以席卷全球的新冠疫情相关数据为样本进行大数据研究，并从数理统计学角度描述当前中国重大疫情监测预警和决策的现状、特点及未来的发展趋势，从国际前沿的机制设计理论和危机管理理论角度构架"端口前移"的多维公共卫生事务监测预警机制，避免依赖疾控中心单一信息渠道受常规行政思维干扰出现的失真失灵，从而搭建一套大数据监测预警基础上的快速应急决策的信息预警体系。本书运用机制设计理论，提出高效应对公共卫生事务的快速应急决策的专家智库研判机制，能够实现"专业预判"与"行政决断"的有机融合，化解重大疫情风险，减少对社会和经济的冲击。

全书共六章，分为五个部分，具体内容如下：

第一部分总论，主要是公共事务快速应急决策支持机制概述及相关理论介绍，包括第1章研究概论和第2章国内外公共卫生事务快速应急决策支持研究现状，主要介绍本书研究的背景、目的、方法和内容，阐述国内外快速应急决策支持的相关理论研究的动态和最新理论成果。

第二部分基于社区AI（人工智能）技术的公共卫生事务风险多级评估模型研究（第3章），探索了公共卫生事务风险数据治理的现实困境，剖析了人工智能在公共卫生安全风险治理中的功能优势，探索了如何构建基于社区AI技术的公共卫生事务风险多级评估模型。

第三部分是多维信息系统下公共卫生事务快速应急决策预警机制研究（第4章），深入分析了公共卫生事务监测预警体系的现实困境，厘清了公共卫生事务监测预警体系的构建思路，探索了公共卫生事务监测预警平台建设的实现路径，提出了完善公共卫生事务快速应急决策预警机制的政策建议。

第四部分是基于跨专业智库视角的快速应急决策科学研判机制研究（第5章），分析了公共卫生事务快速应急决策的现实困境，通过案例分析了公共卫生事务治理政策工具的组合运用情况并给予评价，探索了如何深入构建跨专业智库的快速应急决策科学研判机制，从而科学高效地支撑公共卫生事务的快速应急决策。

第五部分是政策建议与展望（第6章），主要围绕公共卫生事务快速应急决策支持机制的建设问题，就如何优化现有的公共卫生事务政策和体系提出系统性政策建议，并对公共卫生事务快速应急决策支持机制的未来研究方向进行了展望。

本书由何孝崇负责撰写第1~3章并统稿，谭华伟负责撰写第4章，皮星负责全书的总体构思并撰写第5章和第6章。

本书在写作过程中参考了大量的中外文献，已尽可能地列在书后的参考文献中，但仍难免有遗漏，这里特向被遗漏的作者表示歉意，并向所有作者表示诚挚的谢意。

本书是陆军军医大学人文社科基金重点课题（2019XRW01）、重庆市社会科学规划专项课题（2020WT07）、重庆市社会科学规划项目（2019YBJJ033）、重庆市制度创新项目（cstc2020jsyj-zzysbAX0043）和重庆市卫生经济学会项目（2020YWJK2020-1）的阶段性研究成果。本书的研究有利于完善公共卫生事务的快速应急决策支持机制，从源头上和过程中减少并化解重大疫情风险，力求从实务的角度来分析公共卫生事务快速应急决策的特点和发展规律，以便未雨绸缪，为我国医务人员进行快速风险决策提供理论思考的实务基础。本书可为医疗机构、公共卫生研究机构以及政府公共卫生管理部门的应急决策或政策制定提供理论指导，也可为理论研究者提供参考。

皮星

2022 年 8 月

目　录

1 研究概论

1.1 研究背景

席卷全球的新冠疫情是新中国成立以来在我国发生的传播速度最快、感染范围最广、防控难度最大的一次公共卫生事务,对我国医疗卫生体系提出重大挑战,也对我国经济社会造成较大冲击。

新冠疫情发生以来,在党中央集中统一领导下,我国形成了全面动员、全面部署、全面加强疫情防控工作的局面。党中央始终坚持把人民群众生命安全和身体健康放在第一位,按照坚定信心、同舟共济、科学防治、精准施策的总要求,全面开展疫情防控工作,并取得了积极成效。但是,我国在重大疫情防控体制机制、公共卫生应急决策和管理体系等方面还存在明显的短板,我们仍要吸取教训,不断总结经验。因此,深入研究公共卫生事务快速应急决策支持机制,有助于我国及早精准预判疫情形势、形成科学防疫决策,相关部门可以及时提供决策配套防控举措;有助于我国推进重大疫情防控和应急决策机制建设,减少重大疫情带来的经济和人力的巨大损失,降低重大疫情对社会生活的巨大冲击。

1.2 研究意义

1.2.1 现实意义

本书有利于完善公共卫生事务的快速应急决策支持机制，从源头上和过程中减少并化解重大疫情的风险。本书主要以席卷全球的新冠疫情相关数据为样本进行大数据研究，并从数理统计学角度描述当前中国公共卫生事务监测预警和决策的现状、特点及未来的发展趋势，从国际前沿的机制设计理论和危机管理理论角度构架"端口前移"的多维公共卫生事务监测预警机制，避免依赖疾控中心单一信息渠道受常规行政思维干扰出现的失真失灵，从而搭建一套大数据监测预警基础上的快速应急决策的信息预警体系；运用机制设计理论，提出高效应对公共卫生事务的快速应急决策的专家智库研判机制，能够实现"专业预判、行政决断"，化解重大疫情风险，减少对社会和经济的冲击。

1.2.2 理论意义

本书有利于推动公共卫生事务的预警、决策理论和技术的发展。公共卫生事务的大数据预警研究在国内才刚刚起步，不仅缺乏适合中国国情的公共卫生事务大数据预警理论，而且也缺乏能够有效监测预警的实用技术和方法。本书以我国公共卫生事务作为风险预警的基本依托，在监测预警中引入大数据可视化分析，形成及早研判的快速应急决策模型；机制设计理论来重新架构我国公共卫生事务的快速应急决策支持机制，有利于推进适应中国国情的公共卫生事务快速应急决策理论的演进。

1.3 研究内容

建设我国公共卫生事务的快速应急决策支持机制必须坚持"端口前移、专业预判、行政决断"的原则，即坚持"端口前移"来研究基于社区AI监测的公共卫生事务风险多级评估模型，坚持"专业预判"来研究构建多维信息系统基础上的公共卫生事务快速应急决策的信息预警体系，坚持"行政决断"来研究跨专业智库基础上的公共卫生事务快速应急决策的科学研判机制。

1.3.1 基于社区AI监测的公共卫生事务风险多级评估模型

为避免个别地方疾控中心监测系统的漏报、瞒报和缓报，避免出现重大疫情监测的失真，相关部门应当大力建设以社区AI监测系统为主的全覆盖监测系统，从而有效监测重大疫情和及早预警，进而形成风险多级评估模型。

1.3.1.1 实现社区AI监测疫情的风险评估标准的具体量化

要实现我国公共卫生事务风险的精准评估，进行准确风险预警，我们就必须对拟评估事项进行准确量化。量化标准主要包括"患者症状信息"和"患者个人信息"两个因素。"患者症状信息"要有细化指标。我们可以根据《中华人民共和国公共卫生事件防治法》《突发公共卫生事件应急条例》和《国家突发公共事件总体应急预案》在社区AI监测系统里设定细化指标。"患者个人信息"必须要细化，这样才能为研判疫情做支撑，如患者个人信息的内容主要包括年龄、性别、身份、职业、工作地点、居住地点等因素。这些关键要素既涉及公共卫生事件量化的内容，又可以扩展到症状类型、持续时间、感染人数、所在地域、所在职业、有无爆发趋势等。由于我国公共卫生事务自身的特点，将所涉及因素进行量化，才能使得风险评估的标准具有可操作性。

1.3.1.2 建立以居民社区 AI 监测为基础的嵌入式全覆盖社区 AI 监测系统

群防群控是公共卫生事务防控治理的关键，当务之急是建立入网入格入家庭的社区 AI 监测系统，这样既可以对流动人口进行大数据管控追踪，也可以加强对密切接触者的管理，还可以将最新的健康知识传递到每个人。社区 AI 监测系统应当是开放式系统，可以嵌入各类子监测系统，如嵌入学校缺课率监测系统、药房销售系统、商场体温和咳嗽监测系统、法医疾病死亡判定系统和动物突发死亡监测系统。这套系统一旦建立，可以覆盖大部分人群，通过 AI 随访，能够在线采集、监测突发公共卫生事务信息，避免上门体温排查导致交叉感染的风险，以及因排查人手不够导致的漏报、迟报，从而提高我国公共卫生事务监测的灵敏性和全面性。

1.3.1.3 构建公共卫生事务风险多级评估模型

构建公共卫生事务风险多级评估模型就是根据我国公共卫生事务风险的四级划分规则，将相应的事件分门别类地录入数据库，对各种公共卫生事务的特征和规律进行归类整理，输入数据库；通过 AI 的机器学习和深度学习，以及 SPSS 统计分析工具，建立相关多级评估模型；通过逻辑回归分析检测哪些征兆可能预示疫情的发生，对模型反复检测和修正，最终确定风险评估的四级评价模型。事件预警和快速风险评估是依据近年来我国公共卫生事务的全部既有相关数据统计，通过预警和快速风险评估模型监测后，对公共卫生事务监测运行的质量和后果进行评价、预测和预警。

1.3.2 构建多维信息系统基础上的公共卫生事务快速应急决策的信息预警机制

在社区 AI 监测系统做出有关公共卫生事务异常征兆的预警后，经过预警和快速风险评估模型分析之后，如认为可能发生特大（Ⅰ级）或重大（Ⅱ级）事务风险的，由卫生部门将该风险通报给上级卫生部门和上级行政部门，同时启动快速风险评估程序，随时监测其发展动态。对于较大（Ⅲ级）或一般（Ⅳ级）公共卫生事务风险的，仍然按照常规程序处理。由此，公共卫生事务的快速风险评估及预警机制不仅可以过滤掉部分无须启动风险预案的事件，还可以变事后处理为事前预防，以及变事后补救为事前防范，从而可以更好地化解公共卫生事务领域的风险。

为构建我国公共卫生事务的快速风险评估机制，我们计划重点研究两种情况公共卫生事务的快速风险评估：一是社区 AI 监测系统经过风险评估模型和大数据分析后，系统自行启动预警和程序性风险评估的公共卫生事务。二是当多个信息渠道的信息相互矛盾和冲突时，非程序性地启动专家快速风险评估的公共卫生事务。比如，医院自媒体渠道信息与 CDC（疾病预防控制中心）渠道信息发生冲突或矛盾时，而社区 AI 监测等系统又有预警征兆，但还未形成预警时，应当如何启动专家组的人工评估和行政管理人员的非专业判定。

1.3.3 跨专业智库基础上的公共卫生事务快速应急决策的科学研判机制

传统的公共卫生事务决策往往依据的是流行病专家或临床医学专家的专业意见，而医学专家的判断主要是基于循证医学和现有资料，结合的是自身过去在某个专业领域的经验，但对于新发疾病的预判并不能完全保证正确和有效。此外，由于专业视野狭窄，他们往往对医学专业外的经济、社会、心理等方面的考量较少，使其的建议操作性较弱；反过来又强化了部分官员以行政思维来干扰科学思维的行为，从而导致决策的简单和低效。由于公共卫生事务的重大决策涉及预防医学、临床医学、卫生经济学、法学、社会学、公共管理学等诸多领域，必须通过跨专业智库来提供强有力的决策咨询。这不仅需要构建日常性的公共卫生事务的常设智库，还要健全常设智库与临时性智库的协作机制，搭建好常备专家与临时性专家思想互动、碰撞、协作的渠道。

建立在跨专业智库专家基础上的科学、合法、民主的评估制度，对评估主体、评估启动、评估范围、评估阶段、评估方式、具体评估程序等做出明确规定，使重大公共卫生事件的决策能够依据明确可行的规范，合法、有序地进行。对公共卫生事务的决策需要进行四个方面的评估：①合法性，即重点评估相关决策、项目、事项的出台是否符合法律政策规定。②合理性，即是否兼顾到各方面群体的利益，尤其是医院和医生的合法权益。③可行性论证，即评估该政策是否与本地区经济社会发展总体水平、总体卫生资源配置相适应。④社会风险评估，即评估该政策是否可能引发重大社会矛盾、引起群众不满，从而造成群体性事件。比如，当决定要对某社区进行隔离时，应将与社区隔离的居民生活物资保障、就诊指导、心理疏导等问题进行全面评估。最后，还要分析预测并形成评估报告。其中，报告应包括公共卫生事务决策基本内容、政策或项目影响分析、风险分析、风险防范对策、应对预案纲要、评估结论等部分。

只有通过跨专业智库专家的评估制度，让专家们充分讨论、多维度研判，才能形成专家共识和可操作的系统性决策建议，才能够平衡官员的行政思维与专家的科学思维，最终形成有效决策。

1.4 研究目标

本书通过对我国历次公共卫生事务的大数据分析，从数理统计学的角度对大样本进行定量分析，探寻我国公共卫生事务演化的特点及规律，并尝试性地分析未来的研究趋势。

本书结合我国公共卫生事务防控的现实，运用 AI 技术和大数据技术，打造以居民社区 AI 监测为基础的嵌入式全覆盖社区 AI 监测系统，确保监测预警能够准确、及时，并以此为基础，构建我国公共卫生事务风险多级评估模型，提高政府快速风险评估能力。在此基础上，本书还围绕评估主体、评估启动、评估范围、评估阶段、评估方式、评估程序等环节，建立精准、快速的公共卫生事务风险评估机制。

本书主要研究如何架构公共卫生事务决策所需的跨专业智库组织，构建一套科学、合法、民主的决策支持机制；试图打造既有科学视角的专家思维，又有宏观视野的行政思维，既有防控的预防医学知识，又有经济、政治社会背景的多学科专业智库团队；通过跨专业智库组织查缺补漏、头脑风暴、思想碰撞，达成专家共识，并形成公共卫生事务领域的可操作、系统性决策建议。

本书还研究了在不同等级公共卫生事务风险预警时构建分类的紧急事件应急预案，形成以紧急救援部为决策指挥中枢，以保障系统为依托，以执行系统为抓手的一整套及时、系统、配套、动态、追踪的决策响应机制，确保应对公共卫生事务的决策指挥有力、执行快速到位。

1.5　研究思路及方法

1.5.1　研究思路

本书首先对我国公共卫生事务的快速应急决策支持机制的现状进行研究，找出支撑快速应急决策的重要影响因素、关键指标、基本规律和特征；其次针对疾控中心可能出现的信息瞒报、缓报和谎报等问题，官员决策中的行政思维干扰专家科学思维的问题，以及快速应急决策的预警与研判问题进行分析；最后借助大数据可视化分析和机器学习理论，处理开放式在线社区数据，有效监测和预警，形成程序性快速风险预警和非程序专家快速风险预警的机制，并建立决策的跨专业智库研判运行机制，为公共卫生事务提供系统性决策咨询方案。详细的技术路线见图1.1。

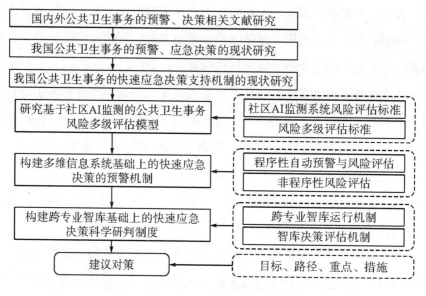

图 1.1　技术路线

1.5.2　研究方法

本书拟采用大数据可视化分析方法、机器学习理论和机制设计理论等数理统计学与经济学方法相结合的方式进行研究。下面，我们重点对本书所要采用的三种主要方法在项目中的应用思路进行说明。

1.5.2.1　大数据可视化分析方法

影响我国公共卫生事务的快速风险评估的主要原因之一是新发疫情的不确定性和病例样本较少，这会加剧相关部门的保守性迟缓行动。本书认为，对社区 AI 监测数据进行 R 语言等大数据可视化分析，可以较好地解决疫情初期病例数据较少和异常的问题，完成数据分析、统计建模，实现数据可视化，可以直观地展示疫情发生时的分布现状、传染强度、传染衍生状况，能更好地整合现有信息，帮助公共卫生事务快速风险评估。

1.5.2.2 机器学习理论

疾控中心的疫情监测系统对疫情的瞒报、缓报和谎报，是影响一个国家或地区公共卫生事务决策的主要原因之一。特别是当疾控中心监测系统与社交媒体、社区监测系统的信息发生冲突、矛盾时，又会进一步干扰相关部门的判断。相关部门可以采用机器学习技术来分析大量在线监测数据，还可以通过自然语言处理技术，大规模处理、分类、组合、挖掘数据。如果将研究内容进一步扩展至社交媒体数据、消费模式数据和社区监测数据等，我们能够更深入地了解消费者行为与疫情暴发之间的关系，如通过手机数据了解人群流动的模式，或通过遥感数据了解环境中存在的风险。若能将这些数据源与其他公共卫生事务数据分析相结合，就可以有效地支撑决策，协助决策者对疫情的发展进行实时监控，并及早做出研判。

1.5.2.3 机制设计理论

本书关注如何通过机制设计平衡官员宏观视野的行政思维与专家专业视野的科学思维，进而形成有效的、可操作的系统性决策方案。在决策初期，本书还考虑通过机制设计理论来设计高效的跨专业智库组织运行机制，以形成专家共识，从而为公共卫生事务决策者提供可操作的系统性决策咨询服务。

2 国内外公共卫生事务快速应急决策支持研究现状

2.1 公共卫生事务的监测预警

全球对公共卫生事务危机预警管理的研究起步较晚，最初危机管理只被运用到自然灾害领域。危机管理的理论和方法最早起源于欧美，由于国际政治危机、军事危机、石油危机等突发公共危机的出现，学者们开始研究公共危机，进而开始展开与公共危机相关的危机预警研究。此外，欧美国家开始设立专门的研究机构，利用相关学科对历史上的公共危机事务进行分析总结，开始了对危机预警管理更为深入的研究。

2.1.1 公共危机预警管理的理论基础和形成

19世纪六七十年代，德罗尔提出"系统群研究法"。他找出影响危机出现的12项影响因素，并提出政府的相关政策规定要建立在对危机信息进行科学分析的基础之上，为危机预警管理朝着科学规范化发展奠定了基础。20世纪60~80年代，危机预警管理不再仅限于对公共事务的研究，开始向企业渗透，形成了两个分支，即企业危机管理和公共危机管理。1972年，

Herman（赫尔曼）作为危机研究的先行者，他认为危机是一种突发的形势，在暴发和做出应对措施之间的时间非常短暂，因此决策主体可能无法掌控危机发生后带来的后果。1986 年，芬克指出企业在未来发展的过程中会遇到一些新的挑战或是转折期，这就需要企业在经营过程中运用好危机管理的预防功能。此外，他还提出了危机四阶段模型，分别是征兆期、发作期、延续期和痊愈期。国外的学者们也开始更加深入地探讨公共危机的预警问题，提出许多著名的理论和成果。

2.1.2 公共危机预警理论的发展

20 世纪八九十年代出现了许多与公共危机预警相关的重要思想，如福斯特（1980）从危机处置环节中凸显的问题总结了在应对危机事件中出现的纰漏，主要包括工作人员不足、物资储备不够、决策预案缺少和应对时间缺乏四个主要部分。皮恩伯格和罗森塔尔（1991）将"危机"的概念界定进一步拓展延伸，指出危机作为一种不能提早预知、会给受众带来强烈危机感和危害的情境，事态发展的不确定性严重引起了社会的动荡和民众的恐慌，对在现行政策法规指引下建立的社会生活秩序造成冲击，也会引起公民对政府执政能力的重新审视。因此，政府要对危机的应对把握住最佳时机，提出高效、快捷的政策措施，避免危机的发生和扩散。米托夫和皮尔逊（1993）提出要注重危机初期信息的收集和分析，对分析结果进行评估，保证收集信息的质量，为之后解决措施的制定奠定基础；同时，不要忽视媒体和公众的影响力，及时公布危机信息，保持与受众的良好沟通，以免对危机产生误读，从而对政府产生误解。

2.1.3 公共危机预警管理理论的研究趋势

20 世纪末至今，学者们对危机发生发展阶段的深入探究，为危机预警管理的研究提供了全面详尽的分析框架；危机管理开始侧重于对危机应急全程的关注，尤其是关注危机还未形成或是未造成重大损害之前这一重要阶段。Norman R. Augustine（1995）从危机的潜伏、萌芽、发生、结束四个方面对危机管理的过程进行阶段性的划分，分别是危机的防范、准备、确定、处置和恢复阶段。罗森塔尔（2001）指出，要针对性地对不同类型的危机进行具体的应对。其在后来的研究中还提出了许多划分方法，其中关于危机发生发展过程的"五阶段"模型较多地被国内学者接受并进行研究发展，即危机的生命周期理论被作为核心理论，包括信息监测、预测预防、控制危害、恢复重建和总结经验五个阶段。但学者们对危机发展过程的分析运用最多的是危机的三阶段模型，即危机事前预警、危机事中应对、危机事后恢复。

简而言之，西方国家关于危机管理领域的研究主要呈现三个方面的趋势：一是研究领域的拓展，从最初对公共危机以及企业方面的危机管理延伸到公共卫生事务方面；二是危机前的预警管理工作已经得到重视，意识到危机信息监测分析对于防控预警的重要作用，展开了对危机预警管理的相关研究；三是研究方法上从以前单一的定性研究转变为对影响危机发生、发展的各因素量化分析和定性研究相结合的方式发展，也开始通过建立预警模型等来模拟危机的发生和发展。

2.1.4 国内公共卫生事务的危机预警研究

我国危机预警的研究领域起初主要集中在企业和一般组织的危机管理理论方面，直到 2003 年重症急性呼吸综合征①危机暴发，突如其来的疫情让全国陷入一片恐慌之中，凸显了当时我国应对疫情所存在的问题，如预防工作不及时、不到位，预警机制差和物资储备不足等。因此，我国政府开始把危机管理理论研究上升到国家战略高度，组织了大批专家、学者对危机预警管理进行研究。我国学者对公共卫生事务监测预警的研究主要集

---

① 重症急性呼吸综合征又名"SARS"或"非典"，为了方便阅读，后面统一用"SARS"。

中在以下三个方面：

第一，我国公共卫生事务危机预警管理的历史回顾。

关于如何应对公共卫生事务的研究，一些学者对我国公共卫生事务应急体系的建设历程进行了系统总结，从中探索出我国危机预警管理的发展线索。例如，雷晓康（2013）研究了我国公共卫生的建立与发展，指出我国的公共卫生事务应急起源于1910年东北三省的防治鼠疫，新中国成立后，中国特色应急体系开始建立；到1965年前后，已经基本建成。直到2003年SARS危机发生以后，公共卫生事务的危机管理被上升到国家战略地位的新高度。此外，雷晓康还指出，由于SARS的侵袭，政府管理体制凸显不足，由此推动了我国公共卫生事务应急预案的编制和应急机制、法制、体制工作的建设。黄飞（2013）和孙梅（2014）等人从应急预案制定、应急队伍建设与培训、应急物资保障、信息报告、现场处置分工、应急评估工作和综合治理等方面对我国公共卫生事务的政策变迁进行了研究，认为相关政策的可行性、时效性比较差，尚需完善我国公共卫生事务危机管理的相关政策和法规。

第二，我国危机预警管理的现状及其对策研究。

舒彬（2010）、刘丽群（2012）和张皓（2015）等人研究了我国公共卫生事务预警机制，认为存在的主要问题包括预警指标体系不健全、部分监测报告系统反应较慢等，并提出了采用控制图法建立预警数据库，采用移动百分位数法建立预警模型，进行数学运算和统计，优选出疫情的预警界值。此外，他们还指出应结合当地具体信息优选出预警界值来提高公共卫生事务监测的预警能力。

第三，从实践角度研究我国医疗卫生机构的预警应急能力。

陈胤忠（2009）对2003—2008年江苏省突发公共卫生事务应急管理的处置过程进行分析，指出我国在突发公共卫生危机管理中取得的实践成果。毛慧（2009）研究表明，相关机构（如医院等）的危机意识和忧患意识还不够强，缺乏应急管理的整体规划和资源全面整合、风险评估机制，相关职能部门制定的应急预案专业化程度有待于进一步加强。袁志明（2013）的研究表明，我国虽然建立了公共卫生事务和传播媒介的网络监测体系，并建立了相应的信息发布机制，但医院作为公共卫生事务早期监测的终端，其疾病监测和病毒检验检测的能力还有待提高。谢红莉（2014）对 SARS 和 H7N9 两起公共卫生事务进行了对比分析后指出，我国公共卫生事务应急管理应加强部门间的协作，加速信息的传递，并提高应急工作的执行力。

2.2 国内外公共卫生事务的快速应急决策研究

Rhee（2017）的研究指出，西方发达国家对公共卫生事务的应急处置主要源于危机管理。随着各种公共卫生事务危机的频繁发生，学者们开始广泛关注公共卫生事务的应急决策。

2.2.1 公共卫生事务的特性

Michael（1998）以社会学的视角观察公共卫生事务的特性后指出，突发公共事务本身是由人类自身的原因所产生的，并能够对人类的生活和生存造成影响及威胁的事件，而这些事件也是人类所必须面对的。Mitchell（2013）的研究表明，突发事务不仅会对社会的公共规则、公共秩序、社会发展情况带来较大的影响，还难以被监控和预测。

Brennan 等（2005）在对 SARS 疫情发生的过程进行分析之后，认为要想解决我国公共卫生事务的应急决策，必须通过一些特殊的办法去实施；而在实施的过程中所总结出的一些经验和教训，对于社会的整体发展和进步也能够起到更加积极的作用。

Keith（2003）研究认为，公共卫生的本质就是在系统的体系和组织下，让社会公众保持身心健康的行为。美国医学科学研究会对公共卫生的定义为：公共卫生是为了保障社会公众的健康，社会整体所做出的有意义和作用的行动。从突发公共卫生事务的本质来看，主要是疾病、传染源、生物污染甚至恐怖行为所造成的影响社会公众身心健康的情况，其结果会造成一定的社会影响，这种影响造成的危害较大，甚至能超出国别的范围，而且公共卫生事务的发生也是难以预料的。

2.2.2 公共卫生事务的生命周期

Schneeberger（2016）在急救的定位与组织研究中，为了将公共卫生事务的应急处置过程划分得更加细致，他将危机发生前、危机发生中和危机发生后归纳为危机发生的三个阶段。在这三个阶段中，他再次详细地划分出各子阶段，由此将公共卫生事务应急处置的步骤明晰到监测、确认、警示、处置等多个阶段。Flink 的生命周期模型分为四个阶段，也是体现在对于公共卫生事务处置的不同阶段研究中，是具有代表性的分析方法。这四个阶段分别是预兆（prodromal）、发生（breakout）、持续（chronic）和恢复（resolution）。这种细致的划分方式能够帮助我们梳理出一条清晰的公共卫生事务处置流程。这种流程更加明确也便于实施，同时也能通过不同阶段的特征判断危机所处的具体阶段，从而能够制定有针对性的对策。

2.2.3 公共卫生事务的应急决策管理

George（2017）研究认为，应急决策管理的本意是一种如何面对风险及如何处置风险的专门学科。David（2013）认为，应急决策管理应该归入职业与学习门类的范围内，应急决策管理就是运用科学的办法、灵活的策略和有效的管理来应对特殊事件。特殊事件的发生可能会造成人身伤亡、财产损失、社会秩序被扰乱的结果。William（2015）认为，应该将应急决策管理划分到风险管理的范畴，承受风险、应对风险并解决其所产生的危害是应急管理的目的。

Kay（2009）认为，应急决策涵盖了公共卫生事务中的缓解、准备、反应、恢复四个阶段，是一种综合性的决策和管理，这种决策与管理方式需要得到全社会的共同支持和参与，并且贯穿公共卫生事务处置过程的始终。

2.2.4 国内的应急决策研究

国内的应急决策研究主要包括以下三个方面：

第一，公共卫生事务的应急决策体系。

刘鹏程等（2014）详细分析了在公共卫生事务应急决策体系中包含的决策机制和决策流程，强调了通过政府的渠道建立起协调机制的必要性和现实性，并对于这种协调机制在运行过程中的问题提出了建议及对策。

郑云娟（2018）的研究表明，面对我国公共卫生事务危机时，我们必须联合更多的社会力量共同协作，才能更好地进行决策和处置；还要完善民商法制度，使应对重大公共卫生事件有章可循、健全组织体系，使各类应急资源得到很好的利用，加强公众参与决策的体制，减轻事件的危害程度。

杨学文（2017）和肖颖（2017）的研究表明，我国公共卫生管理体制改革首先需要促进相关法律的立法工作；其次应该构建合理、完善的公共卫生事务应急决策体系和反应机制；最后应从政府层面加大财政支出力度，提供保障，明确各工作岗位的权利和义务等。

第二，公共卫生事务的应急决策预案。

房昊（2017）提出结合当前快速发展的网络及大数据科技，建立一套能够以最快的速度提供决策意见，同时能够包含所辖区域数据的应急决策的预案系统。李明芳等（2014）和刘江艺等（2015）都强调，运用公共卫生事务数据库中的相关数据，强化我国公共卫生事务的监测与决策能力。刘聪（2017）的研究表明，公共卫生事务的风险将直接关乎社会中每位成员的身心健康，公众从媒体获得信息的渠道是否通畅将作用于公共卫生事务风险的化解过程中。

第三，公共卫生事务的舆情控制。

在媒体应对方面，苏宏元（2017）、安璐（2017）和王雪冰（2016）的研究表明，网络舆情的控制也是我国公共卫生事务处置的一个重要方面。相关部门应当及时监测和有效引导网民情绪以稳定秩序，通过管理和掌控社会上对于公共卫生事务的舆论导向和情绪态度，采取更加有效并避免激化矛盾的方式来应对处置，以此来提高自身的管理水平。李铁锤（2018）认为，当公共卫生事务发生时，社会公众获得的舆论导向以及信息情况有可能发生变化，这些情况的变化如果不加以控制和引导，结果往往难以预料。因此，我们应该将对舆论和信息的正确引导看成一项重要的工作来做，以确保社会的稳定。

2.3 研究现状述评

综上所述，国内外在公共卫生事务的预警和应急决策等领域的研究内容及成果，无疑为本书提供了大量的理论与方法借鉴。然而，现有研究仍然存在一些有待改进之处：一是较少研究行政思维干扰科学思维，导致监测预警信息系统出现瞒报、缓报、谎报等现象，以及监测信息失真、失灵等问题，无法建立快速应急决策的研判机制；二是较少研究构建跨专业的智库组织来提供整合性方案，尚未打破狭隘的专业藩篱，难以形成系统性、可操作的决策方案。

3 基于社区AI技术的公共卫生事务风险多级评估模型研究

　　公共卫生事务风险数据治理的现实困境主要包括数据治理的主体困境、机制困境、规则困境和技术困境，如专业技术人才匮乏、主体组织关系科层化、标准规范不明确、数据整合困难等。

　　首先，在信息时代，专业技术人员的培养是推进国家治理体系和治理能力现代化的核心和关键。防控疫情的现代化数据技术的升级和运行，必须有配套的且足够的专业人才。政府用超级档案信息系统防控疫情，这必然对有关部门相关人员的职业素养提出了更高的要求，需要专业人才具备更高级、更专业的数据收集整合能力和数据操作能力。当前，我国政府管理部门人员以管理型人才为主，技术专业人才相对欠缺。不少政府部门只能对手握的数据资料进行简单的"电子化"处理，无法深入挖掘数据资源，不能建构深度关联的数据档案。如果这种情况得不到有效改善，超级档案和信息资源的建立、保管、分析、应用都会受到很大的限制，影响疫情防控以及国家治理、社会治理的现代化进程。

　　传统的治理理念和运行模式造成的重要影响之一，就是治理主体间组织关系的科层化。我国公共卫生事务的特点决定了作为治理主体的政府的主导性地位和关键性职能，因此行政体制是左右数据互通的关键。各个部门之间运作的独立性和体制的差异性，将导致超级档案的建立和应用缺乏整体规划。科层化的组织关系极大地制约着数据的公共化、民主化治理，因此治理主体组织关系的科层化也是造成数据鸿沟、部门分割、资源浪费和分散等问题的重要原因之一。

其次，治理主体之间存在运作机制差异的现象，同时治理主客体之间还存在信息错位的现象。资源互通还需经过一连串的申请、审核、批准等环节，导致信息共享的速度缓慢，从而使跨地区和跨部门数据治理不联动、不共享，甚至出现部门和地区之间的数据"打架"和信息"重叠"的现象。

公众参与机制困境是一个矛盾但又实在的"悖论"。社交网络、移动互联网、智能终端等网络系统为提供疫情信息、反映抗疫情况、参与疫情防控、表达利益诉求等提供了便捷、民主、自由、多元的公共渠道。但同时，"自由爆炸"又会导致公众的无序参与和过度参与。例如，普通民众"人肉搜索"有关疫情人员的身份信息、行动踪迹、家庭住址，甚至有人假疫情之名行网络暴力和网络私刑之举。与无序参与和过度参与并存的另一"悖论"是公众参与的无力性和重复性，即公众创新驱动不足导致疫情防控参与的无力状态和重复状态。这些"悖论"深刻反映了健全和完善公众参与机制所面临的困境。

信息技术革命的突飞猛进，无论是社会维度还是道德维度，都是难以跟进其步伐的。安全监督机制困境的背后是相关权利责任机制的困境，具体表现为权责不明。数据有显著的资产性质，数据治理必然涉及权利和责任的问题，要想解决这一难题，就需要建立详细、合理、可操作的权利责任机制。若是安全监督机制建设没有跟上科技发展的步伐，相关制度的完善与科技的进步不平衡，就会产生单方面追求技术的升级创新而轻视完善数据监督相关制度的问题。

再次，在疫情防控过程中，如何处理疫情数据，各个地方和各个层级的防控部门关于数据采集、分析策路、技术选择、数据平台、研判依据、报表自动化等都没有明确而统一的标准规范，也没有形成经过实践验证的标准模式。即便有些指南具备一定的标准性，但缺乏可操作性。一些地区的技术支持还是临时性和碎片化的。因此，不成体系的数据规划和不够系统的数据结构会严重影响数据治理的整体效应和疫情防控的总体效果。

此外，疫情防控行为缺乏充分的法律依据和法律解释，是疫情防控中暴露出的又一个严峻问题。在法律规范不充分的条件下，疫情防控行为的界限在哪里并不明了。例如，为了防控疫情，一些网络平台、生活超市等采集个人信息（如指纹、身份证号码、人脸图像等）是否合法？被采集的数据是否安全？这些数据应该由谁来处理以及如何处理？这一系列问题都缺乏法律的有效规范和引导。

最后，在疫情防控过程中，数据之规模大小的差别和智能程度的差别决定了数据治理悖论，即数据鸿沟。虽然数据的特点之一是超规模，但是数据并非全数据，它依旧是部分数据和局部数据。信息技术的发展不但不能实现"全数据"，还会造成继脑体差别、城乡差别、工农差别之后的"第四大差别"。同时，超规模是有限的数据意味着一种不平衡性。例如，使用智能设备的技能、智能设备储备的信息、网络资源的获得率和占有率都是不均衡的，从而使得偏远地区及弱势群体的疫情信息不能被及时录入。并非所有数据都是高度智能的，如社区网格员获得的数据虽然精确度高，但是动态性低；而数据的非自动化更新又降低了自身的精确性，如有些拿着解除医学隔离报告书的工人的健康码依旧是红色的。

数据整合困难的原因有两个，即机制问题和技术问题。技术造成的数据整合困难主要在于数据碎片和数据割裂两个方面。数据深度整合在技术上的困难令相当体量的数据系统以异构的方式存在。没有在技术上实现庞大数据的互通互联，都会造成数据割裂的局面。造成数据割裂的技术原因主要有两个：一是数据整合技术发展的有限性；二是数据整合技术应用的有限性。另外，数据整合困难还在于数据自身的低价值密度问题，这一方面是"无用"数据的爆炸，另一方面是"可用"数据的短缺，造成可用、可信数据的收集率低，从而给数据整合带来技术性困难。

3.1　人工智能在公共卫生安全风险治理中的功能优势

3.1.1　风险识别优势

人工智能提升反应效率。大数据智能的核心是从人工知识表达到大数据驱动的知识学习技术，传统的专家系统仍局限于人工知识的整合、输出，不具备学习、推理和决策功能。而大数据与人工智能相结合重构了新的计算范式，实现了从数据到知识、从知识到决策的发展，进而驱动人工智能从表面和规则演变为深度推理。我们通过人工智能深度学习算法、机器学习等手段，可在风险发生初期快速判断风险的类别，并将识别的信息和潜在策略提供给治理主体，从而提升风险识别反应效率，帮助治理主体及时制订预案，降低公共卫生事务安全风险突发性的影响。

3.1.2　风险评估优势

人工智能保障预测精度。跨媒体智能的核心是从分类型处理的多媒体数据转向跨媒体的认知、学习和推理。这里讲的"媒体"是界面或者环境，即从视觉、听觉等感知世界通道把外部信息转化为内部模型，通过图像识别、语音语义识别等技术，实现对不同表征方式的统一理解。人工智能依托跨媒体智能这一特点可在评估过程中兼容不同感知通道、不同学科、不同语言的信息，将不同渠道的信息转化为统一语义表达，助力各领域科研力量协同攻关，保障对风险影响的预测精度，从而降低公共卫生事务安全风险复杂性的影响。

3.1.3 风险评价优势

人工智能控制治理成本。群体智能的核心是从聚焦个体智能到基于互联网和大数据的群体智能，它可以把很多独立存在的个体智能集聚融合起来变成群体智能。在互联网环境下，人与智能机器之间互相赋能增效，形成一个良好的智能生态系统。

在万物互联的时代，人工智能应用产品规模化生产和落地，通过构建群体智能平台，可在风险评价过程中综合多方因素，迅速并智能地做出科学研判，确定风险等级和提出治理策略。在实际治理过程中，人工智能通过群体智能间的协同运作，能够有效抑制病毒的传染性及衍生的负面影响，控制治理成本，从而降低公共卫生安全风险扩散性的影响。

3.1.4 风险管理优势

人工智能提高防控效果。首先是人机混合增强智能，其核心是从追求智能机器到高水平的人机、脑机相互协同和融合。其包含两方面要义：一是人机协同，即将人作为参与智能系统的要素之一；二是跨学科的脑机协同，即受生物学启发的类脑计算等，旨在实现更高水平的智能。人工智能在风险治理不同应用场景下，能够自主配合要素变化，协助治理主体完成风险管理。其次是自主无人系统，其核心是从机器人到自主无人系统的跨越，即追求从拟人化的机器人转向更加广阔的智能自主系统，如智能工厂、智能无人机系统、智能医疗等。人工智能若能发挥其在医疗和管理中的辅助诊疗、资源调配等重要作用，可降低公共卫生安全风险冲突性和破坏性的影响。

3.2 基于社区 AI 技术的公共卫生事务风险多级评估模型构建

3.2.1 AI 促进公共卫生安全风险治理的运行机制

3.2.1.1 驱动风险科学识别

人工智能可以使公共卫生安全风险识别从经验驱动转为智能驱动，通过向信息识别和平台识别的转变，降低风险发生的突发性。一方面，人工智能利用"大数据，小任务"的深度学习范式，整合信息资源，建立识别模型，揭示相似风险发生的关联性，有利于分析和识别风险中的关键问题；另一方面，公共卫生安全风险识别中的要素种类多、数量大、关系复杂，人工智能可将各类风险来源要素整合在统一的平台，将数据情况与实践情况相关联，从而降低风险治理策略的偏差，使风险识别更加科学化。

3.2.1.2 驱动风险精准评估

人工智能通过分析公共卫生安全风险发生的内在规律，提升评估能力，扩大评估范围，进而提高风险评估的科学性和精准性。一方面，人工智能技术可驱动实现全程评估和实时评估，其可以结合地理空间实景模拟，根据历史相似风险规律，溯源病毒；另一方面，人工智能技术可驱动实现多元评估和协同评估，人工智能产业的外溢性将促进多元主体治理结构的扁平化发展，引导主体之间协同评估，可有效减少对风险重要性预测的不确定性。

3.2.1.3 驱动风险专业评价

人工智能是评价精准化的重要技术手段，可通过循环判断和全景判断明确风险级别及相应的处理措施，降低公共卫生安全风险的扩散性影响。基于循环神经网络算法的机器学习方式，分为时间递归神经网络和结构递归神经网络，具有历时性和共时性特点，对影响和后果的预测更加准确，且具有前瞻性。在共享时代背景下，人工智能可以对公共卫生安全风险中分散的应用场景进行整合管理，打破部门、区域、行业壁垒，实现对风险的全景评估，最大限度地提升风险评估的专业性。

3.2.1.4 驱动风险高效管理

风险管理是风险治理过程中的核心执行环节，是基于公共卫生安全风险造成的破坏性影响而采取的实际可行的处置措施。通过风险差异管理和风险协同管理，人工智能可以使风险管理更加精准和灵活。风险差异管理可以避免风险管理过程中的数据重复、政策落后、资源浪费和错配等问题。风险协同管理能够对公共卫生安全风险做出迅速响应，促使不同风险管理部门和机构之间形成联动应对机制。

人工智能促进风险治理的运行机制见图 3.1。

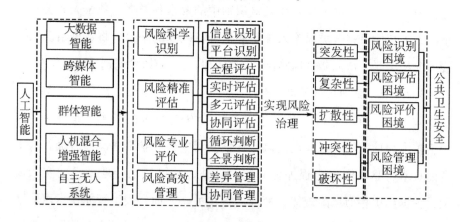

图 3.1　人工智能促进风险治理的运行机制

3.2.2　公共卫生事务风险多级评估模型构建详解

要避免单一监测系统的瞒报、缓报、谎报等，避免出现公共卫生事务监测的失真，我们应当大力建设以社区 AI 监测系统为主的全覆盖监测系统，从而有效监测重大疫情并及早预警，进而形成风险多级评估模型。要实现我国公共卫生事务风险的精准评估，进行准确风险预警，我们就必须对拟评估事项进行准确量化，才能收集和挖掘更有价值的翔实数据。只有建立全覆盖的社区 AI 监测系统，我们才能通过大数据的监测网络实现公共卫生事务风险的早监测、早预警，进而通过风险多级评估模型来评估公共卫生事务风险的强弱、规模和范围。

3.2.2.1 公共卫生事务风险多级评估基本要素

第一，要素细分。要素是组成卫生和健康系统的基本单元，在卫生和健康系统中动态产生、变化和发展，是卫生和健康系统产生、变化和发展的动因。基于公共卫生治理理论和实践，我们将公共卫生治理要素分为人流、物流、货币流（资金流）、信息流与知识流、技术流五类。其中，人流是指参与到公共卫生治理的机构工作人员、社区与居民、个人志愿者、国际组织与社会团体工作人员等，是公共卫生治理的主体。人流又可细分为在党组织、人大、政府部门（医疗卫生系统、交通系统、公安系统、教育系统、司法系统、应急系统、市场与物流系统、监察系统、环境机构）及辖属事业单位的工作人员，社区（包含物业）与居民、个人志愿者，高等院校、科研院所，以及国际组织与社会团体（协会、学会、校友会、慈善机构等）。物流是指与公共卫生有关的支撑起人流、信息流与知识流、技术流发挥治理作用的有形或无形物体，既属于公共卫生治理客体的广义范畴，又是治理中需要统筹配置的物质资源。物流又可细分为应急物资与设备（医疗卫生物资、后勤保障物资、交通运输车辆和设施等），基本生活物资（药物、食物与饮用水），有序的社会与市场秩序，信息平台、通信网络设备，专用或临时医疗建筑，以及科学研究项目与平台等。货币流（资金流）是指来源于政府、社会、个人等的公共卫生治理资金，通常会转换为其他要素大类。货币流（资金流）又可细分为政府筹资、社会援助、个人支付、补充保险、社会救助和社会捐赠等。在信息流与知识流中，知识流是指在公共卫生治理中涉及的专业知识范畴，由专业人士提供；信息流以知识流为基础，主要是面向广大人群。知识流又可细分为卫生与健康知识、法律知识、伦理知识、经济知识和传播学知识等；信息流又可细分为卫生和健康科普信息、政策指令信息、官方发布信息（新闻发布会、热线咨询、官方短信等）、社会舆论信息、法律与伦理科普信息、医疗救助信息、社会援助信息（心理、经济与法律咨询等）等。技术流是从知识流与信息流中剥离出来、由人流负责设计并实施的各类技术、工具和手段，新兴技术的引入成为公共卫生治理的强有力工具。技术流又可细分为信息与大数据技术、卫生与健康技术和科研成果转化（应急处置、公共卫生事件防控、流行病学调查、消毒感控、中西医结合）、新媒体与自媒体技术以及治理能力和手段（规划与管理、纪检监察）等。

第二，要素整合。从治理要素的静态关系视角来看，货币流（资金流）、物流是所有要素处于动态产生、变化和发展中的支撑和保障。人流是创造信息流与知识流、技术流的基础。信息流与知识流、技术流在处理公共卫生问题中有重要的循证与决策价值。从治理要素的动态关系视角来看，各治理要素存在着动态转换与单向支撑的关系。一方面，要素间的动态转换关系包括货币流（资金流）转变成物流、人流创造出信息流与知识流和技术流以及信息流与知识流剥离出技术流。疾病预防控制体系现代化建设与公共卫生治理密切相关，疾病预防控制机构的人才结构优化和治理关系到预防为主、防治结合等卫生与健康工作方针的贯彻。从人流、信息流与知识流和技术流的动态转换关系来看，疾控人才将公共卫生事件防治、慢性病防控、卫生应急处置、健康教育与健康促进等信息与知识作用于国家、社会和人群，成为维护和促进人民健康水平、生命质量提升的重要力量。另一方面，要素间有动态的单向支撑关系，这主要表现在货币流（资金流）、物流分别支撑起人流的培养和发展，支撑起信息流与知识流和技术流的价值效用，以及人流对物流的统筹配置等方面。如上海市社区居民大肠癌筛查项目作为上海市重大公共卫生项目，多元主体共同分工合作，高效整合，利用卫生与财政资源，为达到规定年龄且参加基本医疗保险的上海市常住人口提供大肠癌危险度评估、粪便隐血试验检查、肠镜结果和社区随访等服务。该省级重大公共卫生项目以政府筹资作为主要经费支撑，多元主体的健康教育信息、大肠癌筛查知识、筛查诊断技术和循证决策技术、项目治理能力在项目实施中得到了重要的应用，并在市域人群健康、社会和经济效益方面取得显著成果，降低了大肠癌病死率，控制了大肠癌疾病负担。

公共卫生事务风险多级评估基本要素整合模型见图 3.2。

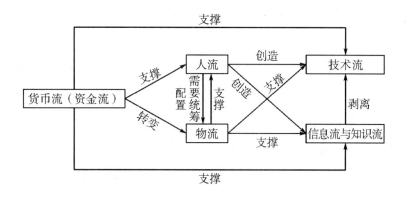

图 3.2　公共卫生事务风险多级评估基本要素整合模型

3.2.2.2　模型构建分析

我们以公共卫生事务风险研判与决策基本框架为基础，以框架各构成层面和构件的构成要素分析为核心，构建基于社区 AI 技术的我国公共卫生事务风险多级评估模型。在模型层面的具体构成中，一方面，基于作用与价值分析，该模型系统体现了多方参与主体在风险研判与决策中的角色定位；另一方面，该模型不但展示了信息与知识在风险研判与决策中的支撑作用，凸显信息在公共卫生事务风险研判与决策发展进程中的驱动作用，还体现出其协同价值和动态调节性。

首先，风险研判与决策层是模型整体运行的核心枢纽，是研判与决策的具体执行过程。在此期间，各参与主体根据其职能相互协同、有机配合，发挥主导作用。此外，其研判与决策过程在以信息为驱动、以信息和知识为支撑的同时，还受到各制约因素和限制条件的调节和制衡。

其次，伴随我国公共卫生事务生命周期进程，在模型运行过程中，在各级政府的统一组织协调下，公共卫生主管部门各机构和专家委员会作为风险研判与决策的核心主体，发挥关键作用。与此同时，其他参与主体的参与程度与角色作用则呈现出动态变化性和机动性。根据不同阶段不同具体事件的特点及研判决策需要，各类参与主体的具体机构、人员之间的协同合作以及研判团队的组织形式和运行模式等均呈现动态变化态势，以最大限度地发挥各主体的作用和价值，避免僵化机制形成，凸显柔性与动态相结合的模型运行机制特点。

最后，信息和知识贯穿于公共卫生事务生命周期各阶段风险研判与决策过程的始终，是其基础和重要支撑。在此基础上，信息与知识在驱动整体模型有序动态运行的同时，还将模型中各研判与决策环节和参与主体有机"黏合"在一起，协同合作为一个有机整体。一方面，与现有模型"行政驱动""制度驱动"和"经验驱动"不同，该模型的运行是以信息为核心驱动力，以预警系统所获得的多源聚合信息为驱动力，驱动各生命周期阶段风险研判与决策的推进，推动风险研判与决策层的运转；另一方面，在风险研判与决策过程中，多源信息聚合也将打破原有信息传递制度固化。

基于社区 AI 技术的公共卫生事务风险多级评估模型见图3.3。

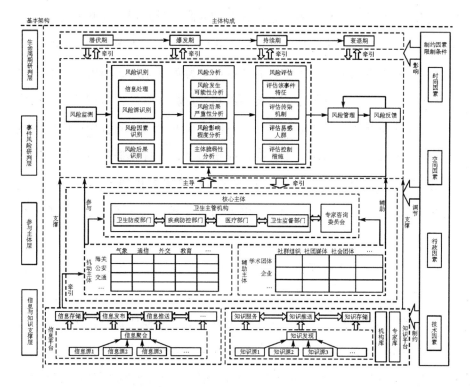

图 3.3　基于社区 AI 技术的公共卫生事务风险多级评估模型

3.2.2.3　实施策略

第一，重视人工智能技术研发和产业布局，提升其在公共卫生安全风险治理中赋能增效的可靠性和效率。首先，我们要加强人工智能领域技术研发，提升风险治理的可靠性。掌握核心技术是实现风险治理"一锤定音"的关键。人工智能需要将软件和硬件的关键领域作为重点发展方向，在深度学习、CPU/GPU、云计算、超级计算机等方面实现核心技术突破，提高技术的实用性和可行性，保障风险治理的可靠性。其次，我们要加大对人工智能领军企业的支持力度，提升风险治理的承接能力。人工智能领军企业对于核心技术的突破有引领带动作用，应加大力度实施人工智能领军企业培育计划，重点扶持具备核心技术的企业，通过设置风险治理专项项目，激发企业参与风险治理的活力，使其在关键时刻具备科研攻关"揭榜"能力，让人工智能企业从遍地开花转向高质量发展，提升人工智能企业对风险治理任务的承接能力。最后，我们要优化人工智能产业布局，提升风险治理的应对效率。人工智能产业链上游为基础层，国内研究水平总体偏弱，我们要大力发展芯片、传感器和云计算等软硬件基础产业，在公共卫生安全领域中合理规划基础层产业的定位和分布。各省份应结合区域产业发展基础，构建区域人工智能产业集聚区，发挥集群效应，打造完整的创新链、产业链、供应链，在常态化防控阶段提供源源不断的科技支撑。此外，公共卫生安全风险也将倒逼创新发展，人工智能产业要抓住机遇发展新产品和新业态。

第二，强化人工智能技术落地实施的制度保障，促进其与公共卫生安全风险治理深度融合与规范管理。首先，我们要规范区域联防联控体系，提升治理体系的整体性。公共卫生安全风险治理防控体系由各区域间防控体系共同构成，各省份需要完善自身公共卫生安全风险治理预案或实施意见，有针对性地指导各区域运用人工智能等新一代信息技术助力风险治理，统一部署使用人工智能应用及衍生产品，将人工智能与风险治理深度融合。其次，我们要规范治理技术使用标准，提升治理手段的协同性。人工智能技术发展的成熟度良莠不齐，当前我们要以应用为导向，建立数据、协议、架构等应用标准，形成具有引领作用的行业标准。对于风险治理采用的人工智能技术或衍生产品需进行评估分级，只有达到规定等级的技术和产品才能够得到政府的政策扶持或财政补助。最后，我们要规范内部风险监管机制，提升治理过程的约束性。人工智能本身存在风险，要依托监管机制逐步验证策略的可行性，引入第三方机构参与监管，从而形成一个完整的风险治理闭环，探索构建具有中国特色的内部风险监管机制。

第三，推动人工智能数据共享平台互联互通，加快其在公共卫生安全风险治理中的场景应用。数据是数字经济时代的核心生产要素，是人工智能等新一代技术的基础支撑，人工智能驱动风险科学识别、精准评估、专业评价和高效管理的前提都是要保证数据的数量和质量，这就需要构建互联互通的信息平台来实现数据的共享和利用。关键在三个方面：①推动数据共享，打破信息"孤岛"。公共卫生安全类数据涉及个体隐私，此类数据主要由政府部门管理。相关部门要依法依规建立数据共享机制，明确数据在风险治理期间的开放边界，在特殊时期简化数据开放流程，加强风险治理的过程监管和后续监管；还要鼓励企业、科研院所开放数据资源平台，将数据资源服务于科研、临床和防控一线。②建立互通平台，凝聚治理合力。各治理部门可以构建系统、综合的公共卫生安全风险治理平台，成立智能化机构，将部门数据、治理逻辑、治理需求、治理边界等纳入风险治理平台，对纵向垂直的各级部门和横向分散的各相关部门实施扁平化、网络化管理，打破数据壁垒，消灭信息"孤岛"；还要引导各领军企业和实力强劲的科研院所主动接入风险治理平台端口，实现共享共治。③完善基础设施，提升支撑保障能力。人工智能与新兴领域交叉融合、协同发展，作为处理数据信息的工具，需要依靠互联网、大数据和云计算等技术，因此相关部门在大力发展人工智能的同时，还要构建配套技术矩阵，加快 5G 基站等新一代信息技术的基础设施建设。

第四，深化人工智能协同创新机制，提升其促进公共卫生安全风险治理的作用效能。根据人工智能相关技术和产业标准，业界和学界普遍认为，当前人工智能正从弱人工智能向强人工智能过渡，只能在特定领域发挥作用，因此当前阶段仍需要专注人工智能应用于公共卫生风险治理领域的研究。公共卫生安全风险治理需要组织跨部门、跨学科和跨领域的科研力量，实现科研、临床、防控一线相互协同，产学研各方紧密配合。协同攻关是推进风险治理的关键利器，为此，相关部门应强化三方面的协同：一是加强科研、临床、防控一线的相互协同。公共卫生安全风险治理的当务之急是拯救更多病患的生命，因而科研成果要以应用为导向，要重视人工智能在科研一线中的定位，了解临床和防控一线的工作人员的实际困境和需求，在此基础上协同设计高性能的人工智能应用，助力攻关临床和防控一线关键难题。二是加强企业、高校、科研院所的紧密协同。人工智能领军企业是核心，掌握着关键核心技术，而高校和科研院所具备大量专业型人才，可为人工智能提供底层逻辑和理论支撑。因此，相关部门要加快建立以企业为主体、高校和科研院所为支撑的协同创新平台，企业要加大创新平台的经费投入力度，高校和科研院所要优化交叉学科人才培养体系，并全面提升科研攻关的理论与实践水准。三是加强全球疫情风险治理中的国际协同。从人类命运共同体视角来看，当前公共卫生安全风险治理的紧要任务是世界各国加强国际协同，通过人工智能等新一代信息技术建立国家与地区层面的风险治理中心或平台，开展远程科研协同攻关、境外远程诊疗、综合风险预测等，适时动态优化国际协同风险治理方案。

4 多维信息系统下公共卫生事务快速应急决策预警机制研究

　　20 世纪 90 年代初，国外部分城市开始探索建立基于公共卫生事务症状的监测系统。2001 年美国发生炭疽生物攻击事件后，更多国家和地区开始探索并建立更加灵敏的症状监测系统，不再依赖于疾病诊断信息，而是通过数据自动提取技术，实时从医疗机构收集具有公共卫生事务指示症状的病例信息，提高了信息收集和报告及时性。如覆盖全美国的 BioSense 系统，该系统通过及时地收集和分析医疗机构临床检验实验室的检测资料、连锁药店药品销售量、急救车派遣量等信息，来提升公共卫生紧急情况的快速发现能力和识别能力。

　　1994 年，国际新发公共卫生事务监控协会建立了新发公共卫生事务监测项目系统；1997 年，世界卫生组织（WHO）建立了全球卫生情报网络。两者均大量采用了互联网信息，在全球范围内对新发公共卫生事务预警。

　　SARS 疫情之后，我国建立了横向到边、纵向到底的公共卫生事务网络直报系统，以及公共卫生事务早期自动预警信息系统，在一定程度上解决了公共卫生事务信息报告和公共卫生事务早期监测预警问题，为我国公共卫生事务防控发挥了重要作用。然而，由于现行预警监测系统在预警关口、数据来源、监测技术以及相应的数据分析利用上存在不足，在面对公共卫生事务的早期监测预警尤其是在应对这次百年不遇的新冠疫情中，暴露出了有关监测预警的诸多问题。

首先，现行的公共卫生事务预警系统基于对临床确诊病例数据的分析，以出现聚集性疫情"苗头"为预警"起点"，其预警时间关口明显滞后。此外，现行的公共卫生事务预警系统仅对已纳入国家法定报告管理的公共卫生事务出现聚集性"苗头"进行预警，限制了对新发公共卫生事务监测预警和突发公共卫生事务监测预警的发现能力。

由于预警监测系统在卫生健康系统内部且跨行业部门之间一直未能有效建立起信息共享机制，关联数据扩展、数据互联互通和整合分析无法实现，现行公共卫生事务系统监测数据仅来源于医疗卫生机构，依靠临床医师在诊疗过程中采集；数据内容相对单一，仅包括患者个体基本信息、疾病名称和发病时间，缺少对早期监测预警具有重要意义的其他信息，如症状、接触史、生活史、交通史等。这极大地限制了系统对公共卫生事务的监测预警能力。

现行的公共卫生事务预警系统于2008年正式在全国运行，其平台架构、数据管理、模型构建是数年前的技术，如数据管理仍然是以中心服务器为主的集中式管理，预警模型以不具学习能力的确定型模型为主。而近年来迅速发展的机器学习、人工智能等新技术未在该系统中得到应用，其结果是系统的数据整合能力较差，数据源未得到拓展，算法缺乏智能化学习能力，预警能力未得到有效的提高。

其次，公共卫生事务报告流程还有待进一步完善。《中华人民共和国突发事件应对法》第三十九条指出，专业机构、监测网点和信息报告员应当及时向所在地人民政府及其有关主管部门报告突发事件信息。《中华人民共和国传染病防治法》第三十三条指出，疾病预防控制机构应报告当地卫生行政部门，由当地卫生行政部门报告当地人民政府，同时报告上级卫生行政部门和国务院卫生行政部门。按此规定，在突发公共卫生事件中，医院作为最先发现疫情的主体，须向疾控机构报告，再由疾控机构向卫生行政部门报告。这与《中华人民共和国突发事件应对法》规定不一致，对医院及时报告的强制责任规定也不明确，预警信息传播机制主要是层层请求汇报制度，直报系统未能有效发挥作用。预警发布的责任主体还有待进一步明确。《中华人民共和国突发事件应对法》第四十三条指出，县级以上地方各级人民政府发布相应级别的警报，决定并宣布有关地区进入预警期。《中华人民共和国传染病防治法》第十九条指出，国务院卫生行政部门和省（自治区、直辖市）人民政府根据公共卫生事件发生、流行趋势的预测，及时发出公共卫生事件预警，根据情况予以公布。按照《中华人民共和国突发事件应对法》相关要求，县级以上人民政府是预警发布的责任主体，这与《中华人民共和国传染病防治法》规定的国务院卫生行政部门和省（自治区、直辖市）人民政府共同具有预警的发布权不一致，因而对于预警发布的责任主体的界定还需要进一步明确。

现行制度文件缺乏对监测预警的详细指导，多为原则性和较笼统的规定，宏观指导性较强，但细节规范性还需进一步加强。例如，《全国疾病预防控制机构卫生应急工作规范（试行）》详细列出了疾病预防控制机构的基础性工作内容，却缺乏各项基础工作整合起来可操作的具体流程。我国新发公共卫生事务具有隐蔽性和不稳定性的特点，预警指令的下达容易让公众产生恐慌，加之监测预警相关细化的制度文件的缺失，导致部分工作人员无法清晰地进行认知和实施，也造成不同地区和不同机构对于监测预警工作执行情况千差万别，一些地方和机构对于监测预警工作的执行不到位。

我国公共卫生事务系统监测预警工作偏重于对 39 种法定报告公共卫生事件的监测，缺乏对未知公共卫生事件的日常主动监测，对于新型病毒等公共卫生事件疫情的敏感性不足。《中华人民共和国传染病防治法》只是简单要求报告新发公共卫生事件，对报告的具体程序没有明确的规定，相关文件也没有做出细化的流程。SARS 疫情之后，我国对于疫情的防控主要集中于输入性疫情，对于内生性疫情监测预警相对不足。由此可见，医疗机构和疾病预防控制机构紧密结合、连续服务、有效衔接的工作模式和工作机制尚待建立，公共卫生与医疗机构联通共享环节还有待完善。

最后，我国疾控机构作为公益类事业单位，急需延伸至实践层面的公共卫生指导。中国疾控中心的工作范围主要集中在预防控制、卫生应急、科学研究、人才培训四个方面，还缺乏重大疫情决策处置、医疗救治力量配备等权责，不能马上组织信息发布和防控指导，很容易错过防控最佳时机。部分省级以下疾控机构的定位并不明晰，导致作用发挥有限。部分地区基层防治机构基础设施建设滞后，公共卫生人才流失比较严重。截至2018年年末，全国疾病预防控制中心卫生人员总数达18.8万人，其中卫生技术人员有14万人，由大中专学历和本科学历人才组成。从卫生人员总人数来看，相比2011年下降了0.7万人。虽然卫生技术人员研究生学历和本科学历占比逐年增加，但是变化幅度较小。2014年中央编办、财政部和国家卫生计生委联合印发了《中央编办 财政部 国家卫生计生委关于印发疾病预防控制中心机构编制标准指导意见的通知》，要求疾控中心编制以省（自治区、直辖市）为单位，按常住人口万分之1.75拟定，其中卫生技术人员数量不低于卫生人员总数的70%。然而，疾控中心机构编制落实达到这一标准的省份较少，一半的县区疾控中心在编人员占总编制数的比例还不到60%。因此，进一步加强相关部门的专业监测预警能力和对专业人才队伍的建设，就显得尤其重要。

4.1 公共卫生事务监测预警体系的构建思路

公共卫生事务监测预警体系的构建思路包括以下三个方面：

（1）打通部门、机构间与公共卫生事务相关数据的壁垒，实现多元数据共享。可用于公共卫生事务监测预警的数据来自社会、媒体的疑似公共卫生事务信息、学校缺课数据、工作场所缺勤数据、药店药物销售数据、公共卫生事务流行相关影响因素数据（包括公共卫生事务生物媒介、气象、人群免疫水平、人口流动、社交距离等）、各类实验室检测的病原体数据、医疗机构诊断的公共卫生事务相关症候群和病例数据、海关出入境检疫数据等。

由于机构、部门间的信息壁垒，这些数据尚未实现便捷、标准化的共享，极大地限制了公共卫生事务监测预警的能力。我们要依靠法制和硬核技术建立数据共享的工作机制和平台。我国近年的公共卫生事务预警案例主要来自我国公共卫生事务报告管理信息系统的相关报告，有经验和责任心较强的医护人员偶然发现报告，以及媒体报道或网络信息搜索。这样的预警模式既缺乏数据来源保障，又缺乏稳定的制度保障。来自法定公共卫生事务报告管理信息系统的新发公共卫生事务报告，即使是早期，也已经形成"新发公共卫生事务"了，而不是在"苗头"阶段，更不是在危险因素开始酝酿或汇聚的"青蘋之末"阶段。来自医护人员的偶然发现报告主要依赖于医护人员的个人素养，容易被相关机构或部门所忽视。

对于传播极快的呼吸道公共卫生事务或者凶险公共卫生事务预警，既不能寄托于偶然，也不能行动迟缓，不仅要有制度保障，更要有硬核技术保障。我们需要利用大数据、人工智能等现代技术手段，实现相关数据可以跨系统、跨部门自动化抓取，将人为影响因素降到最低，最大限度地减少瞒报、缓报、谎报等问题。来自网络、自媒体报道的疑似公共卫生事务，应该作为主动监测搜集的重要信息来源。即使这些信息来自非官方渠道，有时甚至可能不真实或是谣言，但值得我们进一步核实、甄别，找到有价值的信息。2009 年在美国、墨西哥边境出现的甲型流感暴发疫情，最早的信息就是中国疾病预防控制中心通过媒体监测发现的。

（2）在公共卫生事务发生发展的多个环节上建立公共卫生事件监测预

警平台，从而最大限度地提升公共卫生事务预警的敏感性和及时性。从感染到确诊公共卫生事务，一般可能经历危险因素暴露、感染病原体、出现主观感觉症状、信息咨询、自行购药、缺勤缺课、就诊、检验、确诊等多个阶段。目前基于确诊患者监测数据分析开展的预警，处于较为滞后的节点。如果在新发公共卫生事务患者确诊前多个阶段节点建立相关数据的监测预警平台，预警信号就可以在更早的节点上发布，这对公共卫生事务预警的早发现、早处置的意义非常重大。

以蚊媒传播的登革热为例，白纹伊蚊、埃及伊蚊是登革热的传播媒介，而蚊媒的密度与其所在环境的气温、降雨量等气象因素有关。如果我们建立了基于气象、蚊媒等因素的登革热监测预警平台，登革热的预警就能提前到本地流行季节到来之前的节点或在出现本地聚集性疫情早期阶段，及早发出预警信号，及时采取蚊媒控制措施，将蚊媒密度控制在较低水平，达到预防或快速控制暴发的目的。

然而，针对一些危险因素不清晰或者较为复杂的公共卫生事务预警，利用危险因素实施监测预警较为困难，可以在已经有部分病例出现症状后但尚未就诊之前的节点开展监测预警。例如，针对季节性流感，可以通过对气象数据的变化、网络搜索引擎中的"伤风""感冒"等关键词搜索量、非处方药中感冒药销量等数据的收集分析，识别疫情可能的变化，及早发现流感患者的异常增加。这就是利用医疗机构以外的多元数据开展的监测预警。在已有患者前往医疗机构就诊但还没有确诊为公共卫生事务之前的节点建立基于特定症候群的监测预警系统，以实现在确诊前发现公共卫生事务暴发的苗头。

同样以流感为例，由于其诊断需要依靠 PCR 检查①，大量疑似病例无法得到确诊，如果疾控系统与医疗系统协同，建立数据自动抓取平台，综

_____

① PCR 检查是利用体外扩增技术，针对多种病原体如细菌、病毒、真菌的 DNA 或 RNA 进行的一项检查。

合利用医疗机构预检分诊、挂号、就诊、检验、用药、医保等多个诊疗节点的现有数据，实时监测就诊患者中出现发热、咳嗽、咽痛等症状的人次数，在不影响诊疗行为、不增加临床医生工作量的基础上，可以更早发现流感季的到来，实现早期预警。同样，呼吸道症候群、腹泻症候群、发热伴出疹症候群、发热伴出血症候群、脑炎脑膜炎症候群等严重的症候群数据，均可基于大数据、云计算等现代信息科技手段，实现数据自动抓取以及自动分析和甄别，发现公共卫生事务早期异常增加并发出预警信号。

（3）充分发挥我国公共卫生事务联防联控机制优势，建立多系统、多部门、多层级的公共卫生事务监测预警机制及平台。卫生健康、海关、农业、林业、环保、市场、教育、交通、气象等部门，可以基于各自的业务范围，采集和整合公共卫生事件及其影响因素的相关数据，设立公共卫生事务相关风险识别系统，开展监测预警工作。例如，针对布鲁氏菌病、禽流感等人兽共患病，若农业等相关部门在禽间、畜间开展相关公共卫生事务的监测预警并与卫生健康部门共享信息，有助于将预警时机显著提前。布鲁氏菌病是由病畜传染给人，当畜间布鲁氏菌病增加，人间感染发病的风险就会增加；若禽间禽流感增加，某些可导致人感染的禽流感病毒类型发生人间传播的风险也会上升。这就要求我们要尽量把预警关口提前到禽间、畜间疫情阶段，有足够的时间提前采取干预或预防措施，这会大大地降低人间疾病暴发的风险。

目前我国相当数量的第三方检测机构、大专院校和科研机构已经开展了病原学及其他感染指征指标检测。常规收集这些检测数据，作为公共卫生事务监测预警的数据源，也能增加公共卫生事务预警渠道。

此外，我们还可以建立供临床医生、护士、疾控等专业人员甚至是公众直接报送他们认为是"异常健康事件"的网络平台，然后由公共卫生专业人员进行筛选、核实，这对于发现公共卫生事务的早期增加也会发挥意想不到的作用。

在构建多系统、多部门、多层级的公共卫生事务监测预警平台时，我们除了要考虑发现异常情况的灵敏度和及时性之外，还需要重视系统发现真正异常情况的阳性预测值。如果过于偏重灵敏度和及时性，可能会收集大量无效的信息，造成阳性预测值极低，导致后续信息核实和分析研判的巨大的无效工作量，难以确保预警系统持续良性运行。同时，由于公共卫生事务的种类很多，不同种类公共卫生事务导致的危害存在差别。例如，新发公共卫生事务造成的危害与疾病的严重性（重症与死亡的比例）、发生地点（人口密集地区和人口稀少地区）、波及人群（如儿童、成年人、孕妇、老年人或慢性病人群）等多种复杂因素有关。

因此，构建新型的公共卫生事务监测预警平台，在综合考虑监测预警系统的及时性和准确性时，我们应对公共卫生事务进行科学划分，体现分级分类预警的原则。比如，在人口密集的大规模地区（城市），对于潜在构成公共卫生安全威胁，对人群健康和社会经济发展可能带来严重后果的公共卫生事务（如严重急性呼吸道疾病），应优先考虑其及时性和灵敏性；反之，对于常见且症状较轻的感染性疾病，如一般性的上呼吸道症状、轻度腹泻等，可采取不同的预警策略，优先考虑异常信号的准确性。

4.2 公共卫生事务监测预警平台建设的实现路径

4.2.1 建设全国统一的公共卫生事务智能化预警平台

智能化预警平台建设的重要路径是多渠道数据的获取、整合及应用具有学习功能的智能预警模型算法，以及预警成果的开放共享。充分对这些路径进行系统整合，将实现预警信息的多元性和预警事件触发的多点性，以保障公共卫生事务预警的敏感性、特异性和及时性同步提升。这个平台可以在公共卫生事务疫情监测直报系统、突发公共卫生监测报告系统和公共卫生事务自动预警系统等传统的公共卫生事务监测预警系统的基础上，扩展监测的目标标的，增加症状监测预警、实验室病原微生物监测预警、药物销售监测预警、网络舆情监测预警、病例与密切接触者追溯监测预警、综合分析智慧化预警预报等综合性功能，以信息共享方式与国家卫生健康委员会全民健康保障信息平台，以及药监部门、网信部门、交通部门、通信部门等相关信息系统实现互联互通，达到国家要求的对公共卫生事务监测预警实现信息来源多渠道、监测预警智慧化多点触发的目标。

4.2.2 建设多渠道预警数据的区块链管理系统

智能化预警需要能够分析来自多种来源的数据，针对不同的事件目标，以便敏感和及时地识别公共卫生风险，为采取预防干预措施争取时间。多渠道数据的获取是智能化预警平台建设的关键环节，传统集中式数据获取与管理模式在共享分散于不同领域、不同部门和不同机构的庞大数据方面基本上是无能为力的，只有解决好高昂的数据获取成本以及数据共享安全、隐私尊重、用户信任和权益诉求等问题，共享应用多渠道数据才可能变为现实。区块链构架下的数据加密和管理技术以及智能合约技术具有分布式、开放自治、公开可溯源、信息不可篡改等特性，是构成全国公共卫生事务智能化预警平台的理想技术选项。

4.2.3 建设实现智能预警算法的云计算平台

实现智能化预警的另一个关键环节是高效的预警算法，新建立的预警系统需要融入机器学习、深度学习、无监督学习等人工智能算法技术，由于这些算法对专业要求较高，结果判读与筛选工作量大，不能依赖传统的集中式计算来解决，需要在智能合约和联邦学习构架下借助云技术、分布式计算技术来解决智能计算结果的集成。这种构架下的预警算法可以在不交换隐私数据的情况下训练预警模型，实现模型参数的加密传输和融合，不仅有助于实现多方的长期参与、共同建模，还可以融合决算法和异常探测规划的智能合约，提高预警的准确性和及时性。此外，由于公共卫生事务监测预警的复杂性和多变性，即使采用智能算法的监测预警系统仍需要依靠专家技术和人工判读对信号进行核实判断，一边运行，一边评价，一边完善。

4.2.4 建立预警成果的公开共享机制

政府部门、机构和社会公众是多元信息的提供者，同时也是预警成果的利益相关者，为了推动这些不同参与力量的长期介入和协同，需要在安全协议下向各参与方开放区块链构架下的去中心化数据与组件共享，用户端可以享受预警模型、算法的参数等预警成果，并可以按照自己的需要进行成果应用开发，开发结果还可以再次输入系统，系统中的智能合约信用激励组件将实施收集、比对各参与方的信息和预警结果，并作为系统自行学习、调整算法和优化参数的依据，最终实现智能化预警平台的高准确性。

4.2.5 政策支持和技术保障

公共卫生事务应急监测预警平台建设和运行管理按照"资源整合、智慧技术、共享共建"的原则，统筹构建平台的长效运行管理与保障机制。

一是政策支持。各主管行政部门负责制定、督促执行公共卫生事务应急监测预警政策，为公共卫生事务应急监测预警工作提供制度保障。

二是建立公共卫生事务应急监测预警专业队伍。由疾控、医院、院校及相关部门技术机构建立公共卫生事务应急监测预警技术体系，在数据收集共享、科学研究、日常管理、应用及评估等方面协同作战。

三是建立监测预警平台运行经费保障机制。除保证负责运行管理的监测预警平台日常运行经费外，监测预警平台与政府相关部门之间的信息互联互通，各部门内部垂直体系和横向体系的互联互通，由各部门统筹解决互联互通所需的保障经费。

四是建立监测预警成果应用管理机制。监测预警平台面向政府部门、社会公众、公共卫生事务管理专业人员和科研院所、企事业单位开放应用，根据信息安全管理要求和应用需要规范权限授权，建立监测预警成果应用管理机制。要注重齐抓共管，抓好监测预警平台建设促进成果应用；突出群建群用，抓好成果应用促进监测预警平台建设，有效提高监测预警平台投入建设价值和运行使用的生命力。

4.3 完善公共卫生事务快速应急决策预警机制的政策建议

4.3.1 完善风险监测手段

我们要依托国家全民健康信息平台，以电子病历、健康档案以及全员人口数据库为基础，在信息安全、标准规范、运行维护保障体系支撑下，健全覆盖全国的公共卫生事务报告监测预警系统；充分发挥大数据在此类不明原因和不确定风险很高的传染病防控应急管理中的监测预警作用，探索建立公共卫生事务信息网络体系；建立社区级别的监测"联络点"，将公共卫生意识嵌入社区环境中。

4.3.2 增加地方风险评估的自主性

在坚持中央政府统一领导的基础上，要进一步通过授权和委托的方式赋权给地方政府，在风险评估的基础上允许地方政府采取基于预防原则的防控政策，制定不同层级政府在风险决策事权和责任方面的清单，完善剩余决策权的分配；改善传染病直报管理制度，让地方政府在一定范围内能够以最快的速度充分行使职权，开展决策和相关行动，从而增强风险决策及其执行的灵活性和时效性。

4.3.3　改革疾病预防控制的组织体制

我们要强化医疗机构公共卫生职责，建立医疗机构履行公共卫生职责清单制度，将医疗机构履行公共卫生职责纳入医院等级评审指标体系和年度医疗机构绩效考核范畴；合理划分各级疾控中心职能，探索赋予疾控中心必要的行政监督执法权限。

4.3.4　提升疾控体系人才的专业化水平

我们要建立"首席公共卫生医官"制度，赋予其重大疫情防控、新发公共卫生事务处置中一定的决策权、资源调配权，拓展公共卫生复合型人才职业发展空间；在保障卫生技术人员数量的基础上，吸收适当比例的临床医学、社会学、信息科学、管理学和工程学等专业技术人才，发挥在疾病监测评估中的多学科联合的优势。

4.3.5　提高监测预警主体的积极性和主动性

在公共卫生事务应急监测预警体系中，监测预警主体主要包括医务工作者、媒体人士和领导干部。在隐性风险尚未扩展至显性风险之时，医务工作者敏锐与专业的研判是基础，媒体人士客观而及时的传播是催化剂，领导干部尤其是党政主要领导积极预警是关键。当领导干部对疫情知识与信息反应不足之时，可能对警情置若罔闻；当领导干部对疫情知识与信息反应适度之时，则可能充分重视警情，随时准备对之做出快速反应。对于领导干部积极预警而言，专业与勇气缺一不可。一是专业，即领导干部要有专业素养和理性精神。传染病防控领域的隐性风险容易被忽略，而其发展和演变的速度又较快，疫情防控的速度直接影响战役之成败。领导干部必须具备敏锐识别与捕捉客观存在公共卫生事务风险的专业知识和能力，紧密追踪公共卫生事务的专业信息和实时数据，倚重于专业团队基于实时数据之上不断预判与修正风险等级及其演化趋势，为积极预警提供理性基础。领导干部要客观、科学地辨析不同时期、不同地域的公共卫生事务的背景、源头、发展及防控的异同，善于从他人失败的教训中深度学习，谨防执迷于过去成功的经验而疏忽大意。二是勇气，即领导干部要有预警的勇气和胆魄。在绝大多数人群并未感知公共卫生事务风险之时，领导干部要提前"预"知隐性风险，提前"预"判风险演变趋势，敢于"预"警。各级疾控中心主任与卫健委主任应拥有扎实的学科背景和丰富的工作经历，从优秀医务工作者中选拔任用，而非从行政体系转任交流。与此同时，预警主体专业、积极的预警行为需要尽职免责制度予以保障。任何公共卫生事务的预见都可能出现偏误，进而导致预警过度或预警不足，失败反思与学习对于公共卫生事务应急预警而言具有重要意义。只要预警主体依法依规正确履职，都可考虑予以免责，以提高其预警的积极性和主动性。

4.3.6 完善条块协同的监测预警机制

根据《中华人民共和国传染病防治法》《中华人民共和国突发事件应对法》等相关法规，省（自治区、直辖市）人民政府负责传染病、不明原因群体性疾病的数据上报，国务院卫生行政主管部门负责制定新发现的突发传染病、不明原因的群体性疾病的技术标准、规范和控制措施，国务院或者国务院确定的部门负责预警级别划分标准的确定。新发突发传染病、不明原因群体性疾病的数据上报、技术标准与规范、预警标准之间紧密相连，技术标准与规范、预警标准的确定基于一定量级的上报数据。

国务院卫生行政主管部门与省（自治区、直辖市）人民政府在新发突发传染病、不明原因群体性疾病的预警发布事宜上形成紧密关联的责任共同体。当国务院卫生行政部门和省一级人民政府之间有关新发现的突发传染病监测预警的职责紧密相连、关注焦点各异，组织力量不对等时，执行过程中就会呈现复杂且动态的条块对抗与合作关系。夯实国家治理体系和治理能力，需要进一步运用制度规范条块关系，发挥卫健部门业务技术与各级党委政府组织协调的相对优势，构筑常态治理情形下简约高效、权责一致的"条块协同"监测预警体制机制。

5 基于跨专业智库视角的快速应急决策科学研判机制研究

有关公共卫生事务快速应急决策的现实困境依然存在，主要体现在多元治理主体疫情防控的权责不明，疫情治理存在碎片化现象；多元治理主体的合作协同机制尚未成熟和定型；全民应急教育培训缺失，公民风险防范意识有待加强；公共卫生事务治理体系中的证据治理问题还需改善等方面。

首先，整体性治理跨越现有体制的组织边界是多元行动主体以网络化形式实现统一目标的协同行动，而理顺各方关系并清晰界定各方的权责清单则是多元主体有效合作的基本前提。以专业化分工、部门分割和属地管理为基本制度框架的常态化管理，不能适应应急管理对于各种治理资源快速而有效整合的要求，而各方职责不清更容易加剧风险治理秩序的混乱，使得各方相互扯皮和相互推诿，从而损害疫情治理的整体效能。有研究表明，在"职责是否明确"方面，我国新发传染病预防控制中各方职责明确程度约五成，专业线条的职责相对明确，但仍有少数部门尤其是一些具有强力支撑性的部门其职责相对模糊、不可考，从而导致管理与监控机制难以奏效。在"多部门间是否高效协调"方面，主导方的总体协调水平相对较低。疫情治理的碎片化问题主要体现在以下两个方面：

一是疫情治理目标碎片化。在单一制中央集权的政治制度下，垂直链条中上、下级政府之间的协同度相对较高；而在不断强化地方政府属地管理责任的整体趋势下，同一层级不同政府之间"横向协同"的合作性和协同度则由于缺乏有效的制度安排而大打折扣。地方本位主义、形式主义、官僚主义等问题导致跨区域跨部门的行动协调难度较大。因此，良好的府际协同需要集中统一的领导体制、更为有力的压力传导机制和更有效的信息沟通机制加以保障；否则，很容易导致疫情治理目标的碎片化。

二是疫情治理体系碎片化。在常态化治理状态下，地方政府和专业职能部门的信息交互往往是垂直体系传播在先，网络化传播在后。在危机治理中，信息片段分属于不同部门，缺少信息和资源共享机制、民主协商机制，使得多元治理主体之间往往存在明显的协调障碍。同时，部门间权力分散，协同过程的权责关系不明晰。业务工作和属地责任之间存在相互分割的风险，使得风险治理的权责关系、决策—执行体制不能统一于风险治理的全过程和各环节，因此我们对更具权威性和协调力的统一指挥机构的需求更为强烈。

在一般性的公共卫生事务中，省级卫健部门、疾控中心和各下属地方政府之间的相关责任较为明晰，基于条块结构而形成的权责关系和责任链条呈现出层级化的典型特点。在新冠疫情早期防控工作中，卫健委及其下属的各医院作为直接对口的专业部门，主要责任在于发现、收治病人，并向上级报告疫情，其职权仅限于调集和使用有限的医疗资源；而公开疫情信息、征用临时隔离诊治场所、宣传公众防护措施、叫停大型集群活动等能够有效阻断疫情传播的权限，则分属于交通、城管、公安等其他部门，疫情治理体系呈现出典型的碎片化现象。另外，条块责任不清导致早期应对机制中权责不对等，延续常态化治理中层级化权责链条的运作机制下，一些有效措施未能及时实施，加剧了疫情治理危机。而现行法律法规和政府部门职责界定中关于重大疫情防控责任划分之瑕疵，则是多元治理主体权责失衡现象的根本原因。

从疫情防控上升为全国的中心工作开始，广泛的社会动员、人员流动的管控、生活物资的供应、假期安排的调整、医务人员和医疗资源的补充等问题，属于不同层级、部门的职责权限。然而，由于约束和监督制度不力，部分主体的行动可能偏离公共利益，加剧了内部相互不信任的矛盾。同时，部分地方政府和领导干部执政理念落后，主观上不愿意与其他行动主体共享权力，部分市场和社会主体处于行动网络的边缘化位置而得不到重视，从而降低了参与疫情治理的主动性和积极性，影响多主体参与合力效应的有效发挥。

其次，构建公共卫生事务的整体性治理模式的关键是充分运用现代信息技术的发展成果，确保跨层级、跨区域、跨部门协作机制的有效运转，并通过国家—市场—社会的合作协同机制，引导企业、社会组织、广大人民群众有序参与疫情治理，实现疫情治理资源的高效整合。有学者研究发现，在具体的疫情防控过程中，各方协同支持的程度仅为适宜标准的44.9%，各方全方位协同的氛围尚未形成。其主要原因在于以下两个方面：

第一，信息共享机制存在缺陷。信息作为重要的治理资源，既是提高风险决策科学化水平的有力保障，也是实现多元治理主体协同行动的基本条件。构建中国特色的整体性治理模式，执政党的政治领导和价值引领是关键，而多元主体的信息共享和资源互赖是前提。现代国家治理体系是由一系列多功能、微型化单位组成的庞大而复杂的综合性体系，但政府部门之间、地方政府之间、条块之间、军地之间可能因不同的组织利益而发生冲突，致使信息无法共享，条块分割难以形成整体合力。这种分割也易于形成专业主义，造成部门之间、地区之间、行业之间、军地之间的"信息隔离"，致使信息无法在第一时间及时被汇集。在疫情信息管理方面，地区之间、部门之间、军地之间横向信息阻隔，信息很难共享共通，仍是疫情防控的现实难题。

第二，监督机制有待强化。在疫情防控过程中，部分地区的少数居民不顾战疫大局，担心医护人员携带病毒感染他人，遂拒绝其进入小区；部分地区在疫情防治工作中采取挖断路面、物理障碍阻隔等方式"野蛮"封路，对居家隔离观察人员住处采取贴封条、挂锁链、钉木板等"暴力"隔离手段；部分基层社区面对繁重的"填表"任务和摆拍宣传的战疫"面子"工程等形式主义；部分商家和群众利用疫情，生产销售假冒口罩等医疗物资以牟取暴利等。正是由于不同层级、不同区域的多元治理主体面临着千差万别的情况，要充分激发不同主体在疫情治理中的优势，弥补党和政府力量的薄弱环节，我们必须强化疫情治理的法治保障，加强监督问责机制建设，规范多元治理主体的行为，规避由于各治理主体行动逻辑的差异而导致的负外部性问题，为出现疫情时的整体性治理奠定坚实的制度基础。

再次，我国各地对于公共卫生事务的应急教育和培训的重视程度还有待提高，尤其是针对经济欠发达地区的应急教育和培训更是要加强重视。与美国、日本相比，我国既没有将应急教育纳入学生课程体系，也甚少通过多种形式对应急知识进行宣传，应急教育的不足使我国公民普遍缺乏基本的危机意识和应急知识。因此，我国仍需进一步加强关于公共卫生事务的应急培训和演练，从根本上提高公民的风险防范意识和能力。

最后，根据《中华人民共和国传染病防治法》，传染病的报告、通报和公布需由国家卫健委或省级卫生部门负责，因此当基层发现疫情之后，需要层层上报审批后才能由这些部门发布，基层政府无权发布任何疫情信息，使公共卫生突发事件的关键信息传输成为基于政策证据的线性流程。但是突发公共卫生事件中的指挥主体在事件萌芽阶段的早期判断与应对上，需第一时间借助现代化的信息技术手段获取更多的循证证据和决策建议，而不是墨守成规，僵化地等待上级甚至中央专家组的意见以及疫情的国家正式发布才采取相应的应急措施。

循证决策延续了新公共管理理论以效率、效益和结果为中心的价值取向，不可避免地陷入管理主义和工具理性取向的狭隘性，导致社会价值在决策过程中蒙受损失。面对新发公共卫生事务，基层政府决策者需要具备较为全面的预判与决策能力。但事实上，公共卫生安全问题频发的原因，除了环境因素外，还与部分地区新发公共卫生事务中暴露出的一些基层干部专业化能力不足、缺乏及时决策的能力短板密不可分。这种能力短板一方面可能是决策者的自身能力问题，另一方面也有可能是现有体制的约束问题。

循证决策事实上仍是政府选择性地使用证据支持政策取向的线性过程，即"基于政策的证据"而非"基于证据的政策"。由于政策科学研究可能提供丰富的甚至有时是相互矛盾的证据，公共决策者在选择证据时往往会根据自身决策意图选择性地进行筛选、解释、使用证据，循证决策追寻的客观真实性因此不可避免地受到政治主观性的影响。有一些政策制定者除了使治理效果最大化外，还可能受社会或者财政等因素的控制，如地方政府的政策制定者会在无数的压力下开展工作，其中搜集科学证据只是诸多压力中的一个。

现有的应急治理体系包括中央政府在内的各级政府占据着绝对的主导地位，各类社会组织、非政府机构、企业等社会主体和广大基层民众的参与途径少。这种空间挤占可能会带来诸如突发事件的处理效率低下等后果。公共决策并不只是一个价值中立的技术问题，仅聚焦于干预有效性的循证决策无法平衡多元的甚至是冲突的多方价值诉求。从这个意义上讲，循证决策无法应对当前全球公共行政实践中普遍存在的具有高度复杂性和高度价值冲突双重属性的棘手问题，我们迫切需要构建一个更加多元参与的循证治理体系。

5.1 我国公共卫生事务治理政策工具的组合运用情况及评价：以新冠疫情为例

5.1.1 构建公共卫生事务政策工具的组合运用模型

目前，对政策工具的组合运用存在两种观点：一种观点认为政策工具理论必须是"纯正"的，将不同类型的政策结合起来加以应用是政策失灵的原因之一；而与此相对的另一种观点则认为，将政策工具结合起来使用可以避免单一政策工具运用的单向性偏差。但是越来越多的研究表明，将不同的政策工具组合使用能达到更好的政策效果。

当然，政策工具的有效组合运用需要一定的条件，同时，简单地运用数量众多的政策工具会降低政策组合的有效性，只有当政策工具组合更加均衡时才能产生积极的效果。另外，政策工具的有效组合也取决于多种政策工具目标的一致性和稳定性，以及政策工具的综合性、全面性，而且还需要较高的信誉度来部分抵消组合不一致的负面影响。对公共卫生危机治理中的政策工具组合运用的探讨应该从政策目标开始分析。政策组合可以分为政策目标组合和政策工具组合，其中政策目标组合旨在应对危机情境，它涉及政治问题，取决于不同目标的权重；而政策工具组合是为了克服治理行为失灵或适应特定市场情况而达成特定目标的过程。公共卫生危机最直接的危害是威胁人的生命健康，这是原生危机；但在危机防控过程中的居家隔离和停工停产致使经济活动停滞，导致社会经济危机，这是次生危机。因此，公共卫生危机治理的目标有化解危机本身和恢复经济发展两个方面。危机本身的化解与恢复经济发展这两个政策目标是在同一个危机情境下产生的，既无法将它们相互剥离，又必须承认短期内这两个政策目标是彼此排斥的，所以我们要探寻同时满足这两个政策目标的最佳政策工具组合模式。政策工具组合模式是随着危机情境的变化而调整的，具体取决于两个主要政策目标的权重变化，即在危机爆发的不同阶段两个主要政策目标的紧急程度。

根据对政策工具的分类，我们构建了公共卫生事务危机治理政策工具的组合运用模型（见图5.1），图5.1展示了在两个主要政策目标下，三重主体的四类政策工具组合和互动情况，其中的箭头表示政策工具之间的主要互动效应，实线代表负向效应，虚线代表正向效应。

由图5.1可知，在恢复生产生活的经济响应类和封闭类政策工具之间主要存在负向影响效应；封闭类和卫生促进类政策工具之间主要存在正向影响效应；经济类和卫生促进类政策工具之间的影响具有不确定性；混合类政策工具和其他政策工具之间的影响效应也是不确定的。

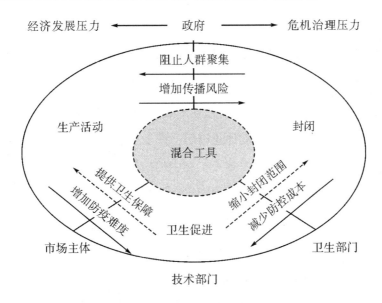

图5.1　公共卫生事务危机治理政策工具的组合运用模型

当然，政策工具组合实施过程中的互动并不是两两影响这么简单，而是多类政策工具之间的复杂联动。以新冠疫情为例，停止社会生产活动有助于缓解新冠病毒的传播，而代价就是要付出高昂的经济成本，但如果同时加强病毒检测，用它来补充或者替换部分封闭类政策，则可以进一步降低总体成本。更加具体的研究则在考虑了当地重症监护病房数量等因素后指出：在新冠疫情期间逐步恢复工作也可能挽救许多生命，而且这时候的经济成本仍然是有限可控的，但前提是将死亡人数控制在一定阈值范围内；否则就会造成国内生产总值的极大损失。由此可见，有效的治理在于探索不同政策工具之间的最优组合方式，并且根据当地的情况和危机的演化进行调整。

5.1.2 基于组合运用模型的新冠疫情政策工具评价

疫情治理期间政策工具组合一直在发生变化，其实这都是在特定情境下为实现主要政策目标所做的调整。在危机爆发初期，新冠疫情迅速扩散至全国，每日新增病例不断增加，各省份相继启动一级响应，社会高度紧张，这时候危机治理政策的主要目标是控制疫情传播。这一时期封闭类政策工具是最关键和最核心的政策工具，封闭类政策工具主要用来识别已有病例和防止相互感染，其他政策工具多数是与封闭类政策工具配合使用的。大量社会生产和服务活动停止以后，许多企业以及低收入群体面临更大的生存压力，这时候经济类政策工具中的信贷支持、财政补贴、税费减免为濒临破产的市场主体减轻负担和提供临时资金支持。另外，对因病致贫、没有了收入来源或者生活得不到照料的群体提供紧急社会救助也可以帮助他们渡过难关。不见面服务和相关活动的程序简化等混合类政策工具使得在社会整体封闭的背景下仍可以维持必要的沟通和运转，不至于使社会完全停滞。而社会动员主要表现在动员人们采取防护措施、动员居民配合隔离、动员参与捐款捐物、动员志愿者直接参与疫情防控，在充分动员的背景之下，人们对于封闭类政策就更容易接受。与封闭类政策工具配合使用的卫生促进类政策工具有防疫物资保障、健康检测、防治方案提供和防控知识普及等，在卫生促进类政策工具的配合支持下封闭类政策工具就不再是消极的，这同时也增强了人们的防护能力。

在危机调试期，单日病例增长的峰值已过，武汉的雷神山医院、火神山医院和方舱医院相继投入使用，各省份开始对口支援湖北，社会的紧张情绪开始缓和。从 2020 年 2 月 9 日工业和信息化部发布的第一个全面帮助中小企业复工复产政策开始，恢复经济发展受到中央层面越来越多的重视，直至慢慢发展到和疫情防控一起成为这一时期的两个主要政策目标。危机调试期的政策工具组合主要表现为：封闭类政策工具的使用有所减少，其他三类政策工具对封闭类政策工具的配合和支持有所弱化；相反，经济响应类政策工具增多了，而且卫生促进类政策工具和混合类政策工具对经济响应类政策工具的支持及配合也更多了。具体来看，混合类政策工具中的简化流程和不见面服务使企业及个人即便是在相对封闭的环境下也能进行一些经济活动，所以这一时期在家办公、远程诊疗、不见面办理等形式纷纷出现。在卫生促进类政策工具方面，各单位、企业、政府部门、社会团体内部加强了对员工疫情防控知识的培训，还制订了内部疫情防控方案、配置了防疫设备，这些都为恢复经济生产活动增加了保障。更为重要的是，通过大规模开展核酸检查，相关部门能够更精准地识别病例，将疑似病例和确诊病例进行隔离观察或治疗，让健康人群回到工作岗位，这样就极大地消除了不确定性，同时提高了封闭类政策工具和经济响应类政策工具的效率。

在危机消退期，国内每日新增确诊人数下降到两位数，治愈率不断提高，社会管控逐步解除，受疫情影响的经济生产活动亟待全面恢复，促进经济复苏成为主要政策目标。经济响应类政策工具成为这一时期政策工具组合中最核心的部分，为进一步拉动经济复苏，政府开始了刺激消费行动，复工复产、就业促进、财政补贴等经济类政策工具的使用也得到加强。其他政策工具对经济类政策工具的互动配合也有了一些新变化，混合类政策工具中的不见面服务进一步推广且范围逐渐扩大，有力支持了经济类政策工具的使用。封闭类政策工具和卫生类政策工具主要通过疫情预防为经济社会活动提供安全的环境，健康信息认证工具的推出打破了疫情防控中的区隔壁垒，风险地区轨迹的自动识别和健康码的互认使防疫手段更加科学和简便，人口流动规模进一步扩大，经济交往更加频繁。健康信息认证和核酸检测等卫生类政策工具精准、高效和便捷，逐渐取代封闭类政策工具在疫情防控中的功能，高成本的封闭类政策工具使用范围越来越小，但在与经济恢复关系不大或者非紧急领域还维持着相对封闭的状态。

在中国，新冠疫情危机治理主要政策工具组合运用见图5.2。

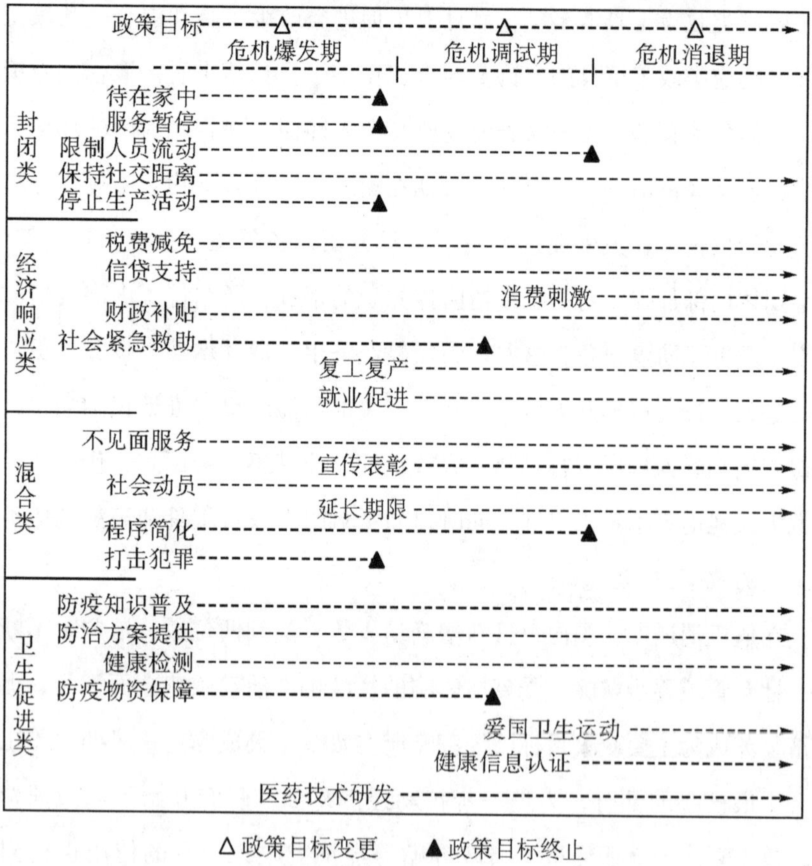

图 5.2　新冠疫情危机治理主要政策工具组合运用

5.2 构建跨专业智库的快速应急决策科学研判机制：基于整体性治理视角

5.2.1 基于整体性治理理论的公共卫生事务理论分析框架

作为具有整体性特征的治理对象，公共卫生事务可以被理想化为一个质点系[①]。我们将新发公共卫生事务起始点命名为 A，治理目标达成点命名为 B。常态化治理中参与治理的主体和资源相对较少，我们将其视为原始治理成本 m_1。由于新发公共卫生事务的突发性、跨界性等特性，我们把治理主体增多、资源需求增加等带来的治理成本增量视为 m_2。应急管理中治理机制的综合作用最终呈现为治理的外在效果，我们可以将其视为合力 F。考虑到现实应急管理情况，机制运作中存在损耗，为分析方便，我们将固有运作损耗整体化，视为治理过程中治理机制运作摩擦系数 μ。为高效达成治理目标，我们需要保证治理机制运作始终朝着正确的方向前进，并尽可能地提升效率。对突发事件来说，整体性治理的目标则包括提高应急管理绩效、尽力缓解或消除突发事件的消极后果以及切实保障人民群众的生命与财产安全。在遵循科学理性和实践理性的条件下，我们要保证危机处置和应急管理沿着正确的方向前进，不断提高国家的风险治理能力。

在中国特色的国家治理体系中，决定公共卫生事务治理绩效的四个变量分别是执政党的引领力、多元治理主体的协同力、治理成本的阻碍力和治理资源的整合力；而中国特色整体性治理机制主要包括四个构成要素，即执政党的引领机制、多元治理主体的协同机制、冲突摩擦机制和资源整合机制。基于整体性治理理论的公共卫生事务理论分析框架见图 5.3。

---

① 质点系是指包含两个或两个以上互相有联系的质点组成的力学系统，也称质点组。

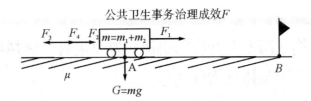

- F_1为执政党的引领力
- F_2为多元治理主体的协同力
- m为治理成本总量，其中m_1为原始治理成本量，m_2为治理成本增量
- F_3为治理成本的阻碍力
- F_4为治理资源的整合力
- μ为治理机制运作摩擦系数

图5.3　基于整体性治理理论的公共卫生事务理论分析框架

5.2.1.1　执政党的引领力（F_1）

在中国特色国家治理体系中，执政党在国家治理中居于中心地位并发挥核心作用，整个国家治理体系以政党为中轴而构建，整个国家治理过程由政党主导而展开。在突发事件的整体性治理中，执政党不仅承担明确治理目标、进行风险决策和主导危机应对过程的职责，还借助党的全面领导制度机制和强大的体系整合能力，有效集中和动员体制内的以及全社会各方面的各种应急管理资源，在危机处置的全过程中发挥主导作用。而坚持党中央对重大突发事件的集中统一领导，成立应对突发事件的专门工作领导小组，坚持党对军队的绝对领导，坚持"全国一盘棋"的整体部署，充分发挥举国体制在公共卫生事务应急中的制度优势，均充分彰显了整体性治理的核心精神和中国特质。

5.2.1.2　多元治理主体的协同力（F_2）

整体性治理模式具有主体多元性、层次多重性、交叉多向性、统分结合性、动态适应性等基本特征，而应急联动机制、利益协调机制、监督约束机制是其三大运作机制。跨层级、跨区域、跨部门的多元治理主体在党中央的集中统一领导下协调配合、协同发力，能够形成强大的体制性合力，是推动应急管理体系有效运转的关键。在具有中国特色的共商共建共享的整体性社会治理格局下，我们要坚持和加强党的全面领导，有效协同政府、军队、企事业单位、社会组织、城乡社区基层自治组织以及公民个体等多元治理主体构筑起跨层级、跨区域、跨部门的组织间治理网络。其中就包括：通过联防联控工作机制，实现跨部门、跨领域的横向协同；依托科层制组织体系，在各级党组织、政府和军队中贯彻落实相应层级的工作机制，构建纵向指挥链条实现"央—地"有效协同，最终形成以达成治理目标为导向的党政军群网络化协同组织结构；以分类管理制度、分级负责制度、属地管理制度为基础，强化应急管理的责任体系和"国家—市场—社会"的协同运作机制。由于治理主体在宏观到微观层次、政府组织内外部以及同组织体系内部不同部门之间存在着差异，对不同层次主体间的协同关注也应与组织特点相适应。中央层面包括党中央领导下的跨部门、跨组织协调和国务院部际协调；省级层面和地区层面则需要整合区域经济、社会、交通运输等政策，关注府际沟通机制和互动机制；地方层面要强调责任机制和策略性伙伴关系；社区（村）等基层则要关注信任机制和自治组织、社会力量的支持。而具有中国特色的"分口管理"则是在统一管理的前提下，打破常规管理中的部门界限、地区界限和层级界限，合理安排业务相近的单位和职能衔接的部门的权责关系，重构层级关系和区域关系，实现资源优化配置。对口支援进一步发展了分口管理，增强了区域协同治理的功能，提高了应急中的部门同步性、层级联动性和府际协作性。应该说，中国特色应急管理体系充分彰显出整体性治理中多元治理主体的伙伴关系和合作协同性。整体性治理多元主体三维展示见图5.4。

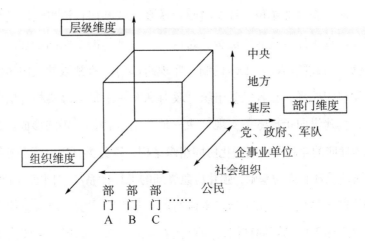

图 5.4　整体性治理多元主体三维展示

5.2.1.3　治理成本的阻碍力（F_3）

应急治理机制运作过程中的信息传达、资源调配、主体联动、利益协调等都不可避免地会带来治理成本，制约治理目标的实现。因此，F_3 可以视为机制运作中遇到的摩擦力。我们要构建多元治理主体的信任机制和协同机制，通过组织结构联合，由相关职能部门成立专门的领导小组和工作小组，实现治理主体和治理资源的协同行动和统筹调度。同时，我们还要明确多元治理主体在应急管理中的权责清单，运用整合化的组织形式，协调从宏观到微观层面各种行动者的利益诉求，激发其担当、作为意识，打造高素质专业化的干部人才队伍，提升党和政府的系统治理能力和驾驭风险能力。此外，广泛发动和依靠群众，在治理主体间形成基于平等合作伙伴关系的沟通联络机制、信息提供与反馈机制，这些都是降低整体性治理系统协同成本的基本举措。

5.2.1.4　治理资源的整合力（F_4）

资源投入相当于为质点系提供能源，充足的资源供给是治理体系有效运转的根本支撑。一方面，在应急管理中，短时间内资源需求激增，而现实资源生产、调配、运输等过程在及时性上存在或多或少的问题，容易造成系统运转动力不足；另一方面，资源需求多元性、资源供给主体多元性以及利益目标差异化等现实问题也增大了治理系统协调性的难度。因此，问题的关键在于实现治理资源的高效整合。而行政体制优势和市场作用相结合是中国特应急管理体系的显著特征，有利于高效整合各种治理资源。突发事件的整体性治理资源不仅包括人、财、物、技术等物资保障，还需要法律、制度、政策、信息等"软实力"的支撑，而且需要强大的精神动力作支撑，如在新冠疫情防控过程中全社会表现出的精诚团结和英勇奋斗精神等。在疫情防控过程中，相关部门需要构建公开、透明、权威、可信的信息发布机制，提高风险和危机决策的科学化水平，完善应急物资保障管理体制，积极运用互联网、大数据、云计算、人工智能等先进技术，整合各类专业技术（如医学、工程技术等）人员，提升整体性治理的效能。

提升应急管理效能的主要原理包括四个：一是增大 F_1，即增强执政党的引领作用；二是增大 F_2，即引入多元治理主体，加强治理主体协同；三是减小 F_3，即通过有效的制度安排、法治保障、组织技术等综合手段，减少系统中的协同成本，降低由于机制运行中摩擦带来的损耗；四是增大 F_4，即保证治理资源的有效供应，避免因资源错位、过载等导致系统运行负荷过重产生的负面影响，实现资源合理高效配置。

5.2.2 公共卫生事务整体性治理的优化路径

5.2.2.1 要充分发挥党的"总揽全局、协调各方"的领导核心作用，不断健全党的全面领导制度

在中国，执政党组合各种治理资源，整合多元治理力量，着力实现各种关键体系的综合，既是国家治理体系的中心节点，成为编织国家权力组织网络的主导力量，也是中国发展与稳定的轴心力量。对公共卫生事务应急是党的全面领导和长期执政必然经受的重大风险考验，中国共产党承担着领导和指挥重大疫情防控的重大政治任务。为了进一步优化重大疫情整

体性治理模式，中国共产党必须充分发挥坚强的政治核心和领导核心作用，建立强有力的领导指挥系统，充分发挥党的政治优势、组织优势以及密切联系群众的优势，切实将党的领导这一最大制度优势转化为强大的疫情治理效能。同时，面对公共卫生事务的治理风险，我国必须培养多元治理主体的风险防范意识，有序参与治理的协同配合精神，以及对党中央决策统一部署坚决贯彻执行的观念，不断在重大风险考验中强化政治纪律、政治规矩和责任担当意识，不断提升我国风险治理和应急管理体系的整合力。此外，党的全面领导对于疫情的整体性治理效能具有决定性作用。我国要完善各级党委、党组、党的工作机关实施党的领导的制度安排和体制机制，强化党的组织在同级组织中的领导地位，完善国有企业党委（组）和农村、事业单位、街道社区等的基层党组织发挥领导作用的制度规定，建立健全党对新经济组织和新社会组织的领导制度机制，实现党的领导全覆盖，为在危机时刻有效动员和组织各种治理力量及治理资源奠定坚实的政治基础；要加强党内法规制度建设和国家法治建设，合法赋予执政党针对紧急状态的合理处置权力，并科学、合理地设计各级党组织和党委工作部门在应急管理中的权责制度体系，持续夯实执政党领导风险治理和应急管理的制度基础，切实提高中国共产党有效驾驭重大风险的执政本领。

5.2.2.2 引导社会公众有序参与疫情治理，不断优化应急管理中的"国家—市场—社会"有机协同机制

整体性治理倡导多元主体参与，政府鼓励其发挥积极作用，与其构建平等、协同的伙伴关系，在多元主体行动中寻求国家力量主导的平衡，跨越层级、部门和主体分裂导致的功能障碍，不断顺应复杂环境的变化和全局战略的需要。具体举措包括以下五个方面：

（1）理顺府际关系，优化治理责任机制。"国家—市场—社会"协同机制的构建是整体性治理顺畅运转的必备条件。常态化应急管理需要以"条"为主导，强调专业化管理；而非常态化应急管理则需要以"块"为

主导，强调属地化管理。预防疫情等公共危机需要突破传统条块分割的"科层式"思维及低协同性困境，根据"整体考虑"和"整体思维"统筹领导、科学施政，运用"人—时空"统一调配原则，使秩序、节奏、质量、服务等变得更为确定、稳定、均衡，切实提升疫情治理的效能。因此，理顺疫情整体性治理中的府际关系、条块关系和部门关系，明晰各方治理责任，畅通信息沟通渠道，为风险决策提供全方位的组织支持和资源保障，是当前优化整体性治理模式的战略突破口。

（2）坚持"全国一盘棋"的统筹机制，优化治理资源配置体系。新时代中国共产党必须广泛依靠国家政权的力量实施对国家和社会的领导，以推动现代国家和现代社会的成长，不断实现执政方式的现代化，同时在实现党的自我革命的过程中积极推动国家治理方式的现代化。在公共卫生事务治理过程中，我国必须坚持"全国一盘棋"的统筹机制，以党的统一集中领导实现资源的合理高效配置，实现应急管理物资储备的统一调配，并在长远规划中，根据疫情的实际需求进行资源需求分析，充分发动市场力量，完善物资储备保障体系，优化应急物资生产供应能力，探索立足国内全局、联动全球的资源协调与共享机制，为应急管理提供充足的资源支持和高效的资源供应。

（3）加强国家公共卫生应急管理体系建设。强化各层级、各地域、各部门应急响应机制，统筹执政党、政府、军队力量，充分发挥对口支援机制和联防联控机制的作用，增强疫情治理的区域协同性和部门合作性。

（4）加强基层群防群控机制建设，充分发动群众，动员基层党员、志愿者、社会组织等多元主体，在基层织密织牢疫情防控的第一道防线。积极动员市场和社会组织，编制严密的社会防控网，通过政社协同和政社合作以激发民间的活力，不断提升城乡社区的疫情防控能力。注重对大众进行传染病防治等基础健康知识的法治宣传和科普教育，培养高素质的国民以增强国家对公共卫生事务的整体应对能力，将社会力量培育与全民治理素养提升视为长期工作重点。

（5）重视治理法治保障及技术支撑。坚持依法防控，从立法、执法、司法、守法各环节发力，切实推进依法防控、科学防控、联防联控，坚持运用法治思维和法治方式开展疫情防控工作。同时，要注重运用大数据、人工智能、云计算等数字技术，建立健全运用互联网、大数据等技术手段服务疫情治理的体制机制，既在疫情监测分析、病毒溯源、防控救治、资源调配等方面发挥支撑作用，也为多元治理主体的有效协同提供信息与技术保障。

5.2.2.3 加强党政干部队伍建设，加大公共卫生人才培养力度

新冠疫情防控工作暴露出我国干部队伍能力建设的诸多短板，与国家治理现代化要求相匹配的高素质专业化干部队伍建设任重道远。面对新冠疫情这样跨领域、高风险的突发事件，干部和人才队伍建设的保障与支撑作用显得十分重要。我们要加强党政干部队伍建设，提升应对公共卫生事务危机的能力水平，激励广大党员干部在重大风险考验面前敢于、善于斗争，切实提升驾驭风险的本领。

在平常时期，我们要加强对党员干部的战略思维、辩证思维、创新思维、法治思维、底线思维的学习和培训，不断提高党员干部重大风险的预判预警能力。在公共卫生事务危机酝酿、发生、发展过程中，我们要切实增强党员干部在危机处置、防疫物资保障、宣传舆论引导、市场监督管理、基层社会动员和公文处理等方面的综合能力。此外，我们还要推进技术治理在多领域的应用，尤其注重发挥技术人才在病毒溯源、流行病学调查、疫苗研发等医学领域，以及在资源调配、物资生产领域和基层防治领域等方面的优势特长。在专业人才培养上，我们必须下大力气关注具有临床经验的人才培养和长期科学研究扶持，注重培养公共卫生领域专业人才和全科医护人员队伍建设，健全相关从业人员的培养、准入、使用、考核、激励和保障机制，为公共卫生事务应急的整体性治理储备充足的人才

及人力资源。

5.2.2.4　搭建公共卫生事务应急的循证治理框架及路径

第一，搭建公共卫生事务应急的循证治理框架。循证治理的核心目标是要确保证据、领导力和公共价值三者实现动态平衡。循证治理既是嵌套于这个动态关系中的要素，又是动态平衡实现的结果，最终通过三者的互动协同实现"善治"目标。循证治理框架突出强调共建主体的多元化、共治过程的专业化和共享结果的常态化，不仅需要治理主体具有广泛共识的价值理性，还需要治理主体具有行之有效的技术理性。在此概念框架基础上，有学者参考循证医学的三要素，提出循证治理的三要素，包括证据、领导力和公共价值。其中，证据要素是相关政策、特定行为、现象规律、成本收益等与公共决策相关的研究成果，是循证治理过程中的核心要素；循证治理是否有效，关键在于最佳证据的生产、传播和应用不存在非理性的干扰。领导力是指决策者需要新的技能以便对决策实施影响，包括政治技能、沟通技能、整合技能等，还要掌握沟通协调、多学科合作、团队协同等技能。公共价值是多元治理主体表达的自身利益诉求和价值偏好，反映作为整体的公民对公共决策的意愿期望和价值偏好。

第二，夯实公共卫生事务应急的循证治理过程。循证防控期的核心任务是依据科学的知识性证据，预防公共卫生事务危机的发生。任何公共卫生事务危机的发生都有其可见或者不可见的源头，重要的是在这一个阶段我们要严格按照科学的预防知识体系，做好日常防护工作，将疫情扼杀在摇篮中。这个阶段的治理内容是利用医学、生物学等现代科学技术，建立高效的预警系统，开展流行病学调查和常见病原微生物检测，及时发现各类病媒生物的源头并且成功遏制疫情暴发的源头，生产准确的"循证证据"，是公共卫生事务危机治理体系的首要功能。同时，我们还要确保证据经过合适的途径进行有效的传播，提供给相关的决策主体进行相应的预防决策。

治理的主体主要是以各级疾控中心为代表的疾病预防控制机构，但是因疫情的成因多样，防控工作难以做到万无一失，总有一些病毒可以突破我们的防线形成突发灾害。从 2003 年的 SARS、2004 年的 H5N1、2007 年的埃博拉病毒、2009 年的甲流、2018 年的 MERS 再到 2019 年的新冠病毒，周期性突发疫情的暴发仍是当前全球化发展过程中的常态。

在循证预警期，循证治理的核心任务是科学循证疫情并及时向公众拉响警报。一旦发生突发重大疫情，要确保科学、准确的预警信息能够及时、有效地传递给相关决策者，后者能够根据相关研究机构和专家对传染病发生、流行趋势的预测证据，及时地向公众发出疫情预警。传统的证据报送路径是由基层政府逐级向上报告，其间的时间成本大、效率低。这个阶段循证治理的核心内容是研判与甄别证据，对重点监测的传染病信息进行准确判断，并形成相应的应急预案，主动干预疫情的扩散和蔓延，是整个疫情防控最为关键的环节。

循证控制期的核心任务是依据准确证据开展应急救灾，迅速控制疫情。一旦因为公共卫生事务应急预警失灵或者滞后导致了疫情不幸暴发，那么循证治理的工作就转变为疫区的抗疫救灾工作。循证治理各方主体在科学循证的基础上，采取有效手段，将疫情迅速控制，保护人民群众的生命安全，并且把疫情对社会经济的影响最小化，是城市治理的核心目标。此阶段的治理主体由政府各部门、社会各界组织和公众联防联控共同参与。在公共卫生事务应急预警信息发布后，城市应急指挥部门及时做出最有效的决策，制订疫情控制、病人救助、治安控制、信息发布、心理引导、健康教育等方案，并统筹协调卫生、交通、公安、消防、社会保障、部队等部门资源及 NGO 组织（非政府组织）、各领域的专家循证资源、基层组织和广大群众，充分利用有限的时间和人力、财力和物力，形成控制疫情的最大合力。

循证重建期的核心任务是科学复工复产，依据合理的政策建议，有序重建社会秩序。公共卫生事务危机解除后，相关部门需要尽快落实工厂复工、复产，重新构建城市正常秩序，降低疫情对国民经济的冲击和影响，并加强城市卫生防疫体系的修补和完善，强化源头防治，避免疫情的再次发生，总结疫情前几个阶段的经验教训，不断加强城市的整体公共卫生防御能力。

第三，量化循证治理的证据治理过程。在证据的生产方面，循证证据是循证治理得以开展的基础，城市公共卫生灾害证据的生产一般需要多部门、多机构、跨学科、多领域协同开展，由公共卫生行政部门负责组织，各医院和公共卫生领域研究机构共同通过严谨、系统和科学的程序，得到科学的、准确的关于城市公共卫生的动态情况、发生的诱因与机理，以及环境等相关数据与成果，并建立相关的数据平台进行加工与处理。证据依赖于数据，因此最重要的是要确保数据真实，只有这样才能让决策更精准；同时，及时、客观地展示现存问题并发布准确消息对于证据的生产尤为重要，因此还要对证据进行客观的评估，确保证据获取的科学性、有效性和实时性。

在证据的传播方面，证据一旦生成，能否及时地传递给决策者是循证治理能否取得成果的关键环节。证据的传播方式包括通报、报告、发布等。由相关检测与研究机构将形成的证据通过规定的流程及时传递给相关决策者，并及时生成相关决策再对公众和相关主体发布。这一过程既包括卫健委、疾控中心的专业申报通道，也包括利用电视、电台、网络、电信等媒体向公众公布，组织专家资源与媒体力量进行证据的解读，同时还包括通过完善数据库、分享数据平台等形式进行证据的管控和共享。由于公共卫生事务证据的特殊性，根据国家传染病防治法，也只有省级以上卫生行政部门才有权限公布相关的证据信息，因此如何采用最先进、便捷、高效的方式进行证据数据的传播，是公共卫生治理领域持续关注和推动的技术难题及热点。

2003 年 SARS 疫情过后，我国建成了突发公共卫生事件网络直报系统，基层疫情信息从发现到报告至国家疾控中心仅需 4 个小时，并在多次公共卫生疫情治理过程中发挥了直报作用。

在证据的应用方面，证据的应用需要摆脱各利益主体的价值偏向，基于严谨的证据进行决策。这一过程涉及提出公共卫生相关问题，系统全面地寻找、检索证据，阅读证据，以专业、科学的标准评价分析证据，对证据的力量进行排序与组织，判定这些证据与城市出现的问题和环境的相关性，确保不同主体对证据的科学使用。

5.2.2.5 搭建公共卫生应急联动体系

从政府层面上讲，应着重如下三个方面的改进：第一，建立健全多元主体应急联动的法律法规及配套制度。对政府、市场与社会多元主体参与应对的过程与形式、责任与义务等加以明确规定，为构建统一协调、多方协同的公共卫生应急联动体系提供准则。第二，加强政府主导的顶层设计，并预留地方创新空间。优化中央与地方的权责配置，积极调动中央与地方两个积极性，发挥"集中力量办大事"和地区"守土有责、因地制宜"的双向制度优势。第三，多种形式保障支撑条件有力有序。一方面要建立统一的信息沟通与共享规则，彻底打破行动主体之间的信息藩篱；另一方面要加强人才与资源的储备，建立多维度、多领域、多层次的复合式公共卫生应急队伍体系，完善应急资源的协调、配置与储备方式，确保资源在多元主体间的有效流通。

从市场层面上讲，下一步应当着重以下两个方面的改进：一方面，要进一步发挥企业在疫情防控中的社会责任和科技特长，突出市场在资源调配和能力配给上的重要优势；倡导企业各界，尤其是信息技术企业，围绕疫情防控的智能化与数字化新需求，发挥技术优势，为医疗救助、公共治理和线上生活提供相关产品和服务；推动市场行为与抗疫事业的有序衔接，为公共卫生事务应急联动做好技术储备与人才储备。另一方面，要加强市场在公共卫生事务应急下的资源储备能力，避免疫情期间的哄抬物价、谋取暴利等失序行为，强调市场主动灵活转型，以数字经济减少疫情暴发对企业发展的阶段性负面影响。

从社会层面上讲，未来应着重以下四个方面的改进：首先，应对公共卫生事务危机不仅是政府的职责，也是每一个公民的责任，因此我们要积极促进全社会协作参与，共同应对公共卫生事务危机，突破国家救援的明确边界与制度限制，展现社会救援的广泛动员能力和基层活力。其次，我们要加强基层社区在联防联控与群防群控中的专业能力、组织能力和动员能力；社区层面要进一步强化创新与增能赋权，加强资源链接、政策运用与综合帮扶的方式方法。再次，我们要提升各类社会组织在公共卫生事务危机中的参与意愿、参与水平和参与效能。最后，我们还要在社区建设中加强公民的公共卫生意识，并重视公民的健康素养培育。

5.2.3 公共卫生事务快速应急决策案例：一份改变国策的报告

5.2.3.1 英国政府防疫政策的"U"形反转

2020 年 3 月 12 日，时任英国首相约翰逊在新闻发布会上称，"新冠疫情是这一代人遇到的最严重的公共健康危机。许多家庭将提早失去挚爱的亲人"，并由此宣布英国进入防疫延缓阶段，实质上也就宣布了英国开始实施"群体免疫"政策。

当天，英国政府首席科学官帕特里克·瓦伦斯进一步阐释了何为"延缓"，即不严防死守，容忍疫情缓慢发展，让60%的英国人患病后再康复，从而达到群体免疫以控制疫情，旨在通过"群体免疫"政策来控制疫情。"群体免疫"的概念一经公布，立即引发轩然大波。来自英国多所大学和科研机构的 600 多名学者连发三封公开信，要求英国政府改变消极防疫举措，称这将给国家医疗服务体系造成巨大压力，也会给民众生命安全带来不必要的风险。世卫组织、医学权威期刊《柳叶刀》等也对群体免疫提出质疑。

然而，仅一周时间，英国政府就转变了"群体免疫"的政策。3月20日，英国政府宣布采取"禁闭"政策，全国的酒吧、餐馆、体育馆等社交场所关闭，学校停课；3月23日起，英国民众被限制不必要的外出，且警察有权逮捕不配合的人。时任英国首相约翰逊给自己的推特名字加上了"待在家中，拯救生命"的话题标签，同时警告称，"若民众还不严守规定，英国医疗系统将在两周内崩溃"。

英国各大媒体在报道中不约而同地用"U-turn"（掉头）来形容英国防疫政策的"U"形反转。英国为何逆转了前期的"群体免疫"防疫政策？新政策制定的依据又是什么？

英国防疫政策的"U"形反转来源于一份预测疫情的重磅报告，这份报告改变了英国防疫的整体形势。

来自伦敦帝国理工学院 MRC 全球传染病分析中心的弗格森教授团队在 2020 年 3 月 16 日提交了一份研究报告，这份重量级报告的全名为《非药物干预措施对降低新冠病毒死亡人数、减少医疗需求的影响》[*Impact of non-pharmaceutical interventions（NPIs）to reduce COVID*19 *mortality and healthcare demand*]。该报告的研究表明，英国政府如果不改变现在的防疫方式，这波疫情甚至会造成 51 万英国人死亡，美国可能会有 220 万人死亡；如果英、美两国及时改变防疫政策，积极控制，也有可能降低一半的死亡率，最终依然会有 20 多万英国人、100 多万美国人死于新冠病毒。

这份报告出自 MRC 全球传染病分析中心的弗格森教授团队，这支团队长期与世界卫生组织紧密合作，也一直是英国官方的抗疫顾问团队，曾经协助英国政府抗击过禽流感和猪流感等流行疾病，是公认的世界顶级科学家团队。在钟南山院士正式提醒新冠病毒具有人传人风险的三天前，弗格森教授团队就发布了关于武汉疫情的预测。该团队在 2020 年 1 月 17 日发表研究报告，根据当时海外通报的感染者数量推测，截至 2020 年 1 月 12 日，武汉已有1 700人以上出现新冠病毒中等严重症状,且很有可能人传人,是在武汉实施全市静态管理前最早发出预警的研究者团队之一。

在2020年3月16日之前,为英、美政府献策的医学专家,围绕是否严格防控疫情存在巨大分歧。但是,当弗格森教授团队发布了这份疫情预测后,引起了所有人的高度重视,几乎所有的主流媒体都对这份报告做了报道。很快,英国主流科学家们达成了共识,并最终直接影响英国政府一周内改变抗疫政策。

5.2.3.2 研究报告的具体内容

弗格森教授团队在报告中指出,新冠疫情的危害非常大。席卷全球的新冠疫情堪比1918—1919年蔓延全球的西班牙大流感。西班牙大流感是人类历史上第二大致命的传染病,曾经造成全世界约10亿人感染,在将近6个月的时间内,夺走2 500万~4 000万人的生命,比持续了52个月的第一次世界大战死亡人数还多。

弗格森教授团队的报告对英、美两国的疫情趋势做了如下预测:

第一种情况是无任何干预措施情景下的新冠疫情发展趋势。这种局面之下,英国预计会在2020年4月发生新冠病毒传染的大暴发,同年6月达到死亡高峰,死亡人数预计为51万人;而同时期的美国则会有220万人死于新冠病毒感染。这两项死亡数字是基于没有任何干预措施的情景下预测的新冠疫情死亡人数的最高值。

无任何干预措施情景下英国、美国新冠病毒感染者的死亡人数预测见图5.5。

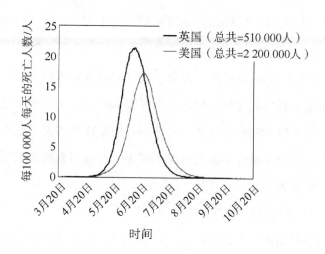

图 5.5　无任何干预措施情景下英国、美国新冠病毒

感染者的死亡人数预测

数据来源：根据 *Impact of non-pharmaceutical interventions*（*NPIs*）

to reduce COVID-19 mortality and healthcare demand 的相关数据整理。

第二种情况是采取非药物干预手段情景下的新冠疫情发展趋势。如果政府采取非药物干预手段，因感染新冠病毒死亡的人数将会降低一半。

这份报告对疫情严重性的预判远超当时英国政府的最初预测。

该报告还指出，当时主要能做的有以下两种基础性防控手段：

第一种是抑制手段，目的是把再生传染数 R 的数值降低到 1 以下。也就是说，要抑制流行病的增长，减少患者人数，彻底清除人传人现象。

2020 年，中国采取的就是这种手段。政府用强干预系列措施，对确诊病例与其家庭成员进行隔离，关闭学校，主张保持社交距离。事实也证明，抑制措施是非常有效的，在短期内迅速降低了确诊病例的感染人数。

然而抑制措施的挑战在于，防疫措施会无限期维持。一旦措施放松，就会有二度爆发的可能。因此，必须要让措施一直维持下去，直到接种疫苗为止。但当时诸多国家面临的困境是，距离新冠病毒疫苗可以注射使用的时间在 18 个月左右，而且早期疫苗的疗效性仍然存在不确定性。

第二种是减缓手段，目的是让死亡数目降到最低，防疫措施会在整个疫情期间一直维持。

这种政策本质上不会立即阻止病毒的传播，而是通过保护措施，减缓病毒的扩散，不要让病例在某个时间段内猛增，有效地调配医疗资源，保障病人的安全，特别是抵抗力较差的 70 周岁以上的老人。

这份报告提出五种具体的非药物干预策略（见图 5.6）：患者居家隔离（CI），自愿居家隔离（HQ），70 周岁以上的老人保持社交距离（SDO），所有人保持距离（SD），关闭大、中、小学校（PC）。

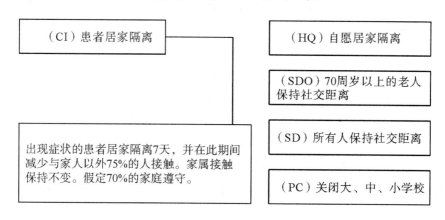

图 5.6 五种具体的非药物干预策略

数据来源：根据 *Impact of non-pharmaceutical interventions（NPIs）to reduce COVID-19 mortality and healthcare demand* 的相关数据整理。

当然，报告话里话外强调的是放弃"群体免疫"政策，及早转到新的防控措施上来。

弗格森教授团队的研究报告指出，如果英国政府不采取措施，英国特护病床需求最早会在 2020 年 4 月第二周猛增，而当时的病床数量根本不可能满足抗疫的需求。等到新冠疫情的高峰期到来，患者对于 ICU 病床的需求量预计会增长到英国现有病床数量的 30 倍左右，这将导致整个英国医疗体系的崩溃。

对此，报告还分别预测了五种措施实施后的英国特护病床需求量（见图 5.7）。

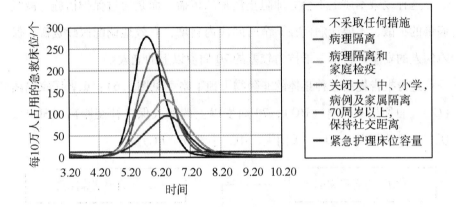

图 5.7　五种减缓措施下的英国特护病床需求量预测

数据来源：根据 *Impact of non-pharmaceutical interventions*（*NPIs*） *to reduce COVID-19 mortality and healthcare demand* 的相关数据整理。

图 5.7 最下方的水平线代表英国紧急护理床位容量。可以看出，在有措施干预的 3 个月里，不管是哪一种减缓手段，都会对医院的收治能力带来不小的考验。即便是尽快改变疫情防控措施，医疗系统也会超负荷运作。

不过从图 5.7 中的曲线变化也可以看出，隔离措施越严格，病例的增长会越减缓，英国的医疗卫生体系承受的压力也会大大减轻。

相比自然选择的"群体免疫"，报告提出的压制与减缓手段会是更优的选择。

如果英国和美国都采取积极措施减缓病毒的扩散，那么在接下来的几个月里，虽然新冠病毒的传染不会停止，但是感染者会大大减少。

报告预测，采取干预措施后，新冠病毒感染者的死亡人数也会减半。其中，英国将会有 26 万人死亡，美国将会有 110 万人死亡。虽然这是一个可怕的死亡数字，但是相比无任何干预措施的"群体免疫"，死亡人数已经大幅减少了。

如果英国拼尽全力阻止病毒扩散，把病例减少到最小值，那么病毒的致死人数会在 2 万人以下。为了实现这个目标，英国政府会要求全体国民保持社交距离、隔离病例、隔离病患家属、关闭所有学校。这些措施会维持 12~18 个月，直到新冠病毒疫苗被研发出来。

5.2.3.3 科学研究报告能够扭转英国"群体免疫"政策的原因

这份报告之所以能够彻底扭转英国的"群体免疫"政策，除了弗格森教授团队的科学声望之外，更大程度是因为英国应急决策支持机制。英国政府应急决策支持机制最大的特点就是其设有紧急情况科学咨询小组（the scientific advisory group for emergencies，SAGE）。紧急情况科学咨询小组负责以非技术性语言解释复杂或不确定的科学证据，并在此基础上为英国内阁提供持续的、可操作的政策建议。值得注意的是，当时的弗格森教授正是 SAGE 的成员，其科学意见及政策建议可以直接影响到政府高层决策。

以新冠疫情为例，紧急情况科学咨询小组汇集了来自各个领域的顶级专家，包括流行病学家、临床医生、治疗和疫苗专家、公共卫生专家、病毒学家、环境科学家、数据科学家、数学建模者、统计学家、基因组专家以及向紧急情况科学咨询小组提供分析研究的行为和社会科学家。

紧急情况科学咨询小组的主要作用在于：依据专家们提供的科学证据，围绕关键问题提供系统性的科学建议。这些建议包括对新冠病毒的最新知识、对新冠疫情趋势的建模、新冠病毒的临床情况以及对干预措施的影响和依从性等诸多内容。

当然，英国政府在进行重大决策时，在紧急情况科学咨询小组提供的科学咨询意见的基础上，还考虑了经济、社会和环境等更广泛的因素。

鉴于新冠病毒流行的规模和特点，紧急情况科学咨询小组提供的科学咨询的广度和深度也是前所未有的。紧急情况科学咨询小组必须提供快速决策的科学咨询意义，以保证政府及时了解疫情的动态变化，并动态调整防疫政策。

政府应对疫情的决策基础来源于紧急情况科学咨询小组提供的科学咨询意见，而紧急情况科学咨询小组提供科学咨询意见的源头是官方公布的科学证据，这些科学证据包括政策采集的统计数据、科研机构的最新研究结果以及最新的科学文献。紧急情况科学咨询小组还定期收到来自 NHS-X、PHE 和其他相关来源的更新和数据，为其进行科学讨论提供广泛、充足的信息。值得注意的是，紧急情况科学咨询小组可以采纳尚未通过同行审议的学术论文。考虑到同行审议往往需要数月的时间，这往往会影响快速决策的及时性，因此紧急情况科学咨询小组可以凭借其专业性，及时分辨采纳这些意义重大但尚未通过同行审议的学术论文的关键结论，从而保证快速决策的科学性和及时性。

随着紧急情况科学咨询小组对新冠病毒的了解不断加深，将继续提供政府应对新冠病毒所需的基本科学建议。在此期间，紧急情况科学咨询小组将及时更新其正在收集的科学证据，以使公众随时知情，同时也继续向国家政策制定者提供免费和坦率的建议。

在疫情期间，紧急情况科学咨询小组通常每周进行两次会议，研判疫情的现状，提出针对性的科学咨询意见，并及时提交给内阁办公会议。

紧急情况科学咨询小组由来自学术界和代表性实务领域的顶尖人员组成。注意，他们并不直接受雇于政府，也不是在其指导下运作。紧急情况科学咨询小组更具有第三方立场和性质，从而保证其科学咨询意见的客观性和公正性。另外，每次紧急情况科学咨询小组会议的参与专家往往不固定，而是有变化的，参与专家的变化取决于其应对危机所需的专业知识。

目前的紧急情况科学咨询小组由英国政府首席科学顾问帕特里克·瓦伦斯爵士担任主席。而在对抗新冠疫情期间，则由首席医疗官克里斯·惠蒂教授酌情共同担任主席。紧急情况科学咨询小组的专家还包括来自英国公共卫生部、国家统计局、国民保健服务体系、食品标准局、卫生和安全执行局以及相关政府部门的首席科学顾问。紧急情况科学咨询小组的专家成员还来自20多个不同的顶级科研机构，包括英国新冠病毒基因组联盟、伦敦帝国理工学院、伦敦卫生与热带医学学院、曼彻斯特流行病组等学术组织和临床机构。

除了核心参与者外，紧急情况科学咨询小组还有来自政府相关部门的官方代表出席。每次会议大约有20名这样的官员，他们经常参与讨论，在重大决策者的关键问题方面发挥其重要作用。他们往往可以介绍英国政府行政的运行模式，以帮助科学家们更好地理解防疫的行政运行模式和结构，以促进科学家们提出更具操作性的科学意见。他们也可能会要求专家们澄清一个复杂科学问题，以便于政府决策者更好地理解科学咨询意见并有效地贯彻执行。

考虑到新冠疫情的复杂性，紧急情况科学咨询小组的许多工作都是由几个科学团队共同完成，包括流行病学建模、临床问题和行为科学。其中，最为核心的团队主要有两个：一个是新冠疫情大流行预测的建模团队，有40~45名参与者，包括前面提到的弗格森教授团队，他们主要研究不同防疫政策下的新冠疫情流行趋势和后果；另一个是新冠疫情大流行影响的行为科学研究团队，大约有18名参与者，他们主要研究的是新冠疫情大流行对社会群体的社会经济行为和心理上的影响，并评估防疫政策可能带来的社会性结果。

除上述核心团队外，特定主题的研究团队也一并将根据需要成立。例如，新冠疫情的儿童传播问题、防疫产生的环保问题、医内感染等问题。

紧急情况科学咨询小组往往还会征求常设专家组、新型呼吸道病毒威胁咨询组（16名参与者）的建议。其他科学咨询专家组还包括危险病原体咨询委员会，也会就具体方面提供咨询意见。这些小组充分考虑了科学证据，并向紧急情况科学咨询小组提供了他们的共识结论。

需要注意的是，英国政府并不依赖于紧急情况科学咨询小组的科学咨询意见。紧急情况科学咨询小组提出的科学证据和咨询意见，只是英国政府在紧急情况下采取新政策和干预措施前所考虑的一部分因素。在新冠疫情大流行期间，英国政府还必须考虑其他诸多因素。

5.2.3.4 英国政府新冠疫情防疫政策"U"形反转的启示

第一，国家重大决策必须强调科学性。

英国政府的决策历来强调科学依据，2020 年 3 月的防疫政策"U"形反转就是一个典型案例。

前期，由于新冠病毒是一种大流行的新型病毒，其存在的复杂性和不确定性造成了英国科学家们的认知严重不足，直接导致了沿用惯性思维的专家意见主导了政府决策，这就促使英国政府在 2020 年 3 月 12 日颁布了"群体免疫"政策。

但是当其他科学家存在不同意见，尤其是弗格森教授团队拿出了其不同防疫措施情景下的英国疫情后果趋势预测后，仅在一周的时间内，科学家们逐渐达成共识，进而通过紧急情况科学咨询小组影响到政府；反过来，政府充分听取了紧急情况科学咨询小组的科学咨询意见，最终促成了一周内转变防疫政策。须知，一个国家的防疫决策并不是个体随意拍板决定的，而是需要一个强大的研究团队在背后支撑，这里面既有预防医学专家，也有公共卫生政策专家，还有其他经济社会领域的诸多专家的共同努力。

面对像新冠病毒这种从未见过且迅速扩散的病毒，政府决策者面临的是快速决策的难题。这不仅考验决策者的魄力和能力，还考验决策者快速决策的支持团队，考验的是决策支持团队的科学研判能力，以及决策支持团队的系统性、可操作性的政策建议。

在科学证据和统计数据的基础上,快速决策支持团队最需要做的就是把疫情的原因、扩散机理、关键防控举措等问题研究清楚,把可能出现的各种防疫政策情景,以及各种防疫政策情景会产生的后果进行预判,并针对各种情景向决策者提出科学性政策建议。

第二,国家重大政策必须是系统性的一揽子方案。

通常,英国政府的防疫政策也是一套系统性方案。紧急情况科学咨询小组提出的科学咨询意见是针对每一种可能的防疫政策情景做出的科学性意见,在此基础上,政府最终的政策必须是科学依据基础上的一揽子方案。

在英国政府制定政策的过程中,其专家团队往往尽可能地将不同防疫政策的情景都考虑到,即"情景分析",包括政府不采取任何干预举措情景下疫情发展的情况,以及政府采取不同干预措施后的不同情景下疫情的态势等。

针对不同防疫政策的情景,专家们需要评估其可能性、后果的严重性、政策的针对性和有效性。不仅如此,顶尖的研究团队和决策者还必须考虑到,当疫情在不同情景间切换时,防疫政策应当如何适时动态调整。

智者千虑必有一失。当出现某种未曾考虑的情景时,就非常考验决策者或决策支持团队的水平和魄力了。因此,制订一揽子系统性方案,不仅是一个体现预判性的过程,还是一个对不同政策进行持续修正、完善的过程,更是一个不断对话讨论与达成共识的动态过程。

当然,任何决策者面临的备选方案往往是多选的。决策者不只要考虑科学依据,还需要综合考虑每项决策的经济社会成本和效果、政策对民生的影响、防疫对社会群体的影响以及社会群体对防疫政策的反应,这些都需要反复权衡取舍后才做出抉择。因此,重大决策更需要一揽子系统性方案，既要考虑解决问题的主要矛盾，还要考虑解决问题的全面性，最终才能确保方案的可操作性和适用性。

第三，重大决策必须考虑资源约束性。

任何重大决策都必须考虑资源约束性，因为任何国家政府所掌控的资源都是稀缺的，而非无限的。英国政府之所以一周内取消"群体免疫"政策，就是基于弗格森教授团队的预测模型预判："群体免疫"政策会导致新冠病毒感染者人数和死亡人数剧增，这将导致英国的卫生资源枯竭，最终导致其医疗卫生体系的全面崩溃。

英国政府制定和出台防疫政策时，是充分考虑到其掌控的医疗资源约束性。英国政府非常清楚自己的医疗资源家底，在 2020 年 2 月上旬刚有新冠病毒病例报告时，NHS（英国国家医疗服务体系）就表现出"要尽一切所能救治患者"的意愿。但是，随着新冠疫情的蔓延，NHS 很快意识到，如果任由疫情发展下去，很快就会把英国的医疗资源消耗殆尽。因为出于对新冠疫情的恐惧，很多英国人可能只是普通的感冒、发烧、咳嗽就给 NHS 打电话预约甚至直接打电话给急诊部门，要求做新冠病毒检测筛查，在英国 2020 年 3 月 6 日完成的 2 万人检测中，确诊人数不足 200 例。

特别是根据弗格森教授团队的预测报告，英国迟早会迎来疫情高峰，英国政府要力保 NHS 系统不会因为此次新冠疫情的冲击而崩溃，并使其有限的医疗资源得到最大利用，尤其是在新冠疫情达到高峰值时还能有足够的医疗资源来应对，所以英国政府紧急调整当时的应急措施：一是 NHS 于 2020 年 3 月 11 日宣布每天的测试人数将从 1 500 人提高到 10 000 人，以尽快打消人们的疑虑，减少人们的恐慌；二是政府于 3 月 12 日宣布，对于轻症患者的治疗政策为居家自行隔离，医护人员每日会电话问诊，同时呼吁症状不严重的人不要拨打英国的"111"医疗咨询电话，除非他们的症状有所恶化。尤其是英国政府在一周后紧急取消"群体免疫"政策，更是考虑到"群体免疫"政策将会导致未来英国医疗卫生资源枯竭，所以采用了相对于之前更加有效的防疫政策，这充分体现了英国政府基于未来医疗卫生资源约束性的预判。

6 政策建议与展望

公共卫生事务是人类健康发展的基础，尤其是当人类面临各种传染疾病的冲击时，科学、高效的公共卫生事务决策就尤为重要。但是，公共卫生事务面临的复杂性和不确定性往往让决策者的抉择变得困难，特别是我国存在的专业预判与行政决断之间的矛盾，让公共卫生事务的决策更加困难，因此建设公共卫生事务的快速决策支持机制迫在眉睫。基于我国此次新冠疫情防控的经验，以及其他国家的经验教训，未来公共卫生事务的快速应急决策支持机制建设应当把握以下五个原则：

一是科学性原则。公共卫生事务决策的科学性首先体现在决策的基础是科学证据和大数据，任何决策都不是凭空想象，都需要科学证据支持和大数据挖掘。其次，决策的过程必须是通过科学的论证，有严密的逻辑和严谨的推演，容不得任何想当然的猜测。最后，决策的方法要科学，要善于运用 AI 和大数据等前沿的科学工具来提高决策的水平和效率。

二是系统性原则。公共卫生事务决策切忌"头痛医头，脚痛医脚"，必须有一个系统性的方案。公共卫生事务决策不仅涵盖了预防、检测、治疗等方面，还涉及物流供应链、民生、环保等诸多方面，因此决策可以看成一个巨大的系统，由功能目标上相对独立又相对匹配的一揽子方案组成，才能较好地解决系统的复杂性问题。

三是动态性原则。公共卫生事务是动态变化的，因此公共卫生事务决策必须关注过程的动态趋势，不能刻舟求剑，而是要与时俱进，在不同现实情景下及时切换政策，持续修正策略并动态优化决策方案。

四是经济性原则。公共卫生事务决策必须考虑到政策实施的成果和效果，不能一味追求"高、大、全"，要充分考虑政策实施的资源约束，必须因地制宜，符合中国国情，制定性价比高且社会效益最大化的方案。

五是操作性原则。公共卫生事务决策要考虑到架构及主要内容的切实可行，还要考虑到各级实施的关键障碍。在决策实施上，相关部门必须根据实际情况需要，拿出具体的可操作性方案，决策必须积极稳妥、重点突出、循序渐进。

未来公共卫生事务的快速应急决策支持机制建设应当注意以下三个方面：

一是构建基于社区 AI 技术的公共卫生事务风险多级评估模型。AI 人工智能可以使公共卫生安全风险识别从经验驱动转为智能驱动，通过向信息识别和平台识别的转变，降低风险发生的突发性。一方面，人工智能利用"大数据，小任务"的深度学习范式，整合信息资源，建立识别模型，揭示相似风险发生的关联性，有利于分析和识别风险中的关键问题；另一方面，公共卫生安全风险识别中的要素种类多、数量大、关系复杂，人工智能可将各类风险来源要素整合在统一的平台，将数据情况与实践情况相关联，从而降低风险治理策略的偏差，使风险识别更加科学化。

我们要以公共卫生事务风险研判与决策基本框架为基础，以框架各构成层面和构件的构成要素分析为核心，构建基于社区 AI 技术的重大公共卫生事件风险多级评估模型。在模型层面的具体构成中，一方面，基于作用与价值分析，该模型系统体现了多方参与主体在风险研判与决策中的角色定位；另一方面，该模型不但展示了信息与知识在风险研判与决策中的支撑作用，凸显信息在重大突发公共卫生事件风险研判与决策发展进程中的驱动作用，还体现出其协同价值和动态调节性。

二是建设全国统一的公共卫生事务智能化预警平台。要构架"端口前移"的多维重大疫情监测预警机制，就必须避免依赖疾控中心单一信息渠道受常规行政思维干扰出现的失真失灵，从而搭建一套大数据监测预警基础上的快速应急决策的信息预警体系。尤其是要搭建全国性的智能化预警平台，智能化预警平台建设的重要路径是多渠道数据的获取及整合、应用具有学习功能的智能预警模型算法以及预警成果的开放共享。

充分对这些路径进行系统整合，将实现预警信息的多元性和预警事件触发的多点性，以保障公共卫生事件预警的敏感性、特异性和及时性同步提升。这个平台可以在公共卫生事件疫情监测直报系统、突发公共卫生监测报告系统和公共卫生事件自动预警系统等传统的公共卫生事件监测预警系统基础上，扩展监测的目标事件，增加症状监测预警、实验室病原微生物监测预警、药物销售监测预警、网络舆情监测预警、病例与密切接触者追溯监测预警、综合分析智慧化预警预报等综合性功能，以信息共享方式与国家卫生健康委员会全民健康保障信息平台以及药监部门、网信部门、交通部门、通信部门等相关信息系统实现互联互通，达到国家要求的对公共卫生事件监测预警实现信息来源多渠道、监测预警智慧化多点触发的目标。

三是构建跨专业智库的快速应急决策科学研判机制。要构建跨专业智库的快速应急决策科学研判机制，就需要建立预防医学专家、快速检测专家、临床诊疗学专家、公共卫生政策专家、区域经济学专家和社会行为学专家组成的跨专业智库，保证信息的科学性和系统性；还需要建立跨专业智库专家基础上的科学、合法、民主的评估制度，对评估主体、评估启动、评估范围、评估阶段、评估方式、具体评估程序等做出明确规定，使公共卫生事务的决策能够依据明确可行的规范，合法、有序地进行。我们要对公共卫生事务的决策进行四个方面的评估：①合法性，即重点评估相关决策、项目、事项出台是否符合法律政策规定。②合理性，即是否兼顾到各方面群体的利益，尤其是医院和医生的合法权益。③可行性论证，即评估该政策是否与本地区经济社会发展总体水平、总体卫生资源配置相适应。④社会风险评估，即评估该政策是否可能引发重大社会矛盾，引起群众不满，造成群体性事件。比如，当决定要进行某社区隔离时，应将与社区隔离的居民的生活物资保障、就诊指导、心理疏导等问题全面评估。最后，我们还要分析预测并形成评估报告。报告应包括重大决策基本内容、政策或项目影响分析、风险分析、风险防范对策、应对预案纲要、评估结论等部分。

参考文献

陈健, 毛盛华, 胡家瑜, 等, 2013. 人感染 H7N9 禽流感流行特征与防控策略 [J]. 第二军医大学学报, 34 (6): 585-590.

陈胤忠, 冯向明, 沈进进, 等, 2009. 省市 (地) 县三级突发公共卫生事件应急反应机制的建立与运行研究 [J]. 中国公共卫生管理, 25 (5): 465-467.

诚然, 韩锋, 2014. 政府突发公共卫生事件应急管理机制探析 [J]. 中国卫生资源, 17 (5): 377-379.

崔运武, 2021. 完善我国重大疫情预防和预警机制研究: 基于国家治理现代化的要求对疫情初期应对的分析 [J]. 云南行政学院学报, 23 (1): 135-143, 2.

丁菊玲, 勒中坚, 王根生, 2010. 我国网络舆情危机预警研究探讨 [J]. 情报杂志, 29 (10): 5-8.

董泽宁, 2014. 美国预警系统发展历程及其启示 [J]. 中国公共安全 (学术版) (2): 1-5.

樊丽平, 赵庆华, 2011. 美国、日本突发公共卫生事件应急管理体系现状及其启示 [J]. 护理研究, 25 (7): 569-571.

付聪, 马涛, 韩静, 等, 2014. 北京市朝阳区突发公共卫生事件应急管理现况调查分析 [J]. 安徽医学, 35 (9): 1310-1313.

郝爱华，马聪媛，何群，等，2014. 美国卫生应急管理的组织结构与职责及经验借鉴 [J]. 中国公共卫生管理，30（3）：403-406.

洪涛，2013. 高校突发公共卫生事件预警系统探析 [J]. 中国成人教育（16）：65-67.

黄飞，赵国香，何剑峰，等，2013. 我国突发传染病事件应急管理的现状与展望：从 SARS 到人感染 H7N9 禽流感 [J]. 中国应急管理（6）：12-17.

黄丽娃，2013. 关于突发公共卫生事件的应急机制研究 [J]. 科技与企业（13）：290.

江亚洲，郁建兴，2020. 重大公共卫生危机治理中的政策工具组合运用：基于中央层面新冠疫情防控政策的文本分析 [J]. 公共管理学报，17（4）：1-9，163.

雷昊，2013. 浅议我国突发公共卫生事件应急机制 [J]. 山西科技，28（6）：18-20.

雷晓康，白丰硕，2013. 我国公共卫生危机应急体系建设的回顾 [J]. 延安大学学报（社会科学版），35（6）：79-81.

李友卫，王健，2009. 从 SARS 到 EV71：国外传染病疫情监测预警经验及其启示 [J]. 医学与哲学（临床决策论坛版），30（1）：72-74.

林恩祥，2020. 重大突发公共卫生事件风险管理研究：以新冠肺炎疫情为例 [J]. 山东行政学院学报（4）：109-115.

刘冰，肖高飞，晁世育，2021. 重大突发公共卫生事件风险研判与决策模型构建研究 [J]. 信息资源管理学报，11（5）：17-26，37.

刘鹏程，孙梅，李程跃，等，2014. H7N9 事件网络舆情分析及其对突发公共卫生事件应对的启示 [J]. 中国卫生事业管理，31（10）：784-786.

刘志，郝晓宁，薄涛，等，2013. 突发公共卫生事件监测预警制度框架体系核心要素研究 [J]. 中国卫生政策研究，6 (12)：46-52.

刘志东，高洪玮，王瑶琪，等，2020. "新冠肺炎疫情"背景下我国突发公共卫生事件应急管理体系的思考 [J]. 中央财经大学学报 (4)：109-115.

马瑞，2015. 我国公共危机管理效果评估系统建设现状与完善意见 [J]. 中国管理信息化，18 (16)：233-234.

毛慧，2009. 浅议建立健全我国突发公共卫生事件应急机制 [J]. 卫生软科学，23 (6)：679-680.

舒彬，廖巧红，聂绍发，2005. 我国突发公共卫生事件预警机制建设现状 [J]. 疾病控制杂志 (6)：107-110.

孙辉，李群，2014. 美国疾控中心人感染 H7N9 禽流感疫情应急响应及对我国的启示 [J]. 实用预防医学，21 (6)：759-762.

锁箭，杨涵，向凯，2020. 我国突发公共卫生事件应急管理体系：现实、国际经验与未来构想 [J]. 电子科技大学学报 (社科版)，22 (3)：17-29.

谭静，高淑桃，2020. 重大突发公共卫生事件中的数据治理：概念体系、现实困境、优化路径 [J]. 西华大学学报 (哲学社会科学版)，39 (5)：67-77.

汤奋扬，2006. 公共卫生突发事件应急管理研究 [D]. 南京：河海大学.

唐皇凤，吴瑞，2020. 新冠肺炎疫情的整体性治理：现实考验与优化路径 [J]. 湖北大学学报 (哲学社会科学版)，47 (3)：1-13，172.

童文莹，2013. "预防—主动"型公共卫生应急模式的构建：基于 SARS 和 A/H1N1 应对的思考 [J]. 电子科技大学学报 (社科版)，15 (1)：12-17.

王磊，王青芸，2020. 韧性治理：后疫情时代重大公共卫生事件的常态化治理路径 [J]. 河海大学学报（哲学社会科学版），22（6）：75-82，111-112.

王明亮，孙静，王亚东，等，2016. 以情景构建为基础的美国应急预案体系建设对我国应急管理的启示 [J]. 医学教育管理，2（2）：458-463.

王绍鑫，周艳琴，李凌雁，2014. 突发公共卫生事件卫生监督监测预警体系框架初步设想 [J]. 公共卫生与预防医学，25（3）：111-113.

王颖玲，王子军，2008. 突发公共卫生事件预警系统建立与对策探讨 [J]. 中国公共卫生（6）：733-734.

文献英，2007. 论突发公共卫生事件的危机管理 [D]. 成都：四川大学.

吴悦，杨青，金其林，等，2021. 社会系统工程视角下新时代公共卫生治理的特点和要素分析 [J]. 南京医科大学学报（社会科学版），21（2）：111-116.

谢红莉，周芬，汪春龙，等，2014. 我国突发公共卫生事件 SARS 与 H7N9 应急处置评价 [J]. 温州医科大学学报，44（10）：768-771.

徐克弘，2011. 论突发公共事件中网络舆情的应对与管理对策 [J]. 东方企业文化（16）：133.

徐婷，鲍勇，王韬，2020. 中国公共卫生应急管理体系的变迁与效果分析 [J]. 中国公共卫生，36（12）：1704-1706.

薛澜，朱琴，2003. 危机管理的国际借鉴：以美国突发公共卫生事件应对体系为例 [J]. 中国行政管理（8）：51-56.

殷晓梅，2006. 美国突发公共卫生事件应急管理机制的启示 [J]. 中国公共卫生管理，22（3）：268-269.

余雪梅，乐虹，郝敏，等，2007. 国内外突发公共卫生事件应急管理体系比较研究［J］. 医学与社会（7）：34-35.

袁志明，刘铮，魏凤，2013. 关于加强我国公共卫生应急反应体系建设的思考［J］. 中国科学院院刊，28（6）：712-715.

张皓，明小燕，余凤苹，等，2015. 基于控制图法的宜昌市手足口病预警研究［J］. 中国卫生信息管理杂志，12（4）：425-430.

张慧，黄建始，胡志民，2004. 美国大都市医疗反应系统及其对我国公共卫生体系建设的启示［J］. 中华预防医学杂志（4）：60-62.

张晋铭，徐艳玲，2020. 人工智能变革公共卫生治理体系的机遇、挑战与策略分析［J］. 理论月刊（3）：56-63.

张星，翟绍果，2021. 我国公共卫生治理的发展变迁、现实约束与优化路径［J］. 宁夏社会科学（1）：146-153.

张志华，季凯，赵波，2020. 人工智能促进公共卫生安全风险治理：何以可能，何以可为：以新冠肺炎重大疫情为例［J］. 江海学刊（3）：13-18，254.

郑力，2003.SARS 与突发公共卫生事件应对策略［M］. 北京：科学出版社.

朱荟，陆杰华，2021. 中国特色公共卫生应急联动体系的支撑条件与实践路径［J］. 上海行政学院学报，22（2）：4-14.

朱晓峰，盛天祺，张卫，2021. 重大突发公共卫生事件冲击下的政府数据开放共生模式研究：界定、演进与重构［J］. 情报资料工作，42（1）：77-87.

祝江斌，许鹏飞，2015. 重大传染病疫情应急管理现状与提升策略研究：基于人感染 H7N9 禽流感的个案分析［J］. 安徽农业科学，43（10）：322-324.

庄华东，宿飞，周建军，等，2014. 上海市黄浦区人感染 H7N9 禽流感防控工作模式简介 ［J］．上海预防医学杂志，26（1）：37-39.

BELARDO SALAVTORE，1993. Crisis in organization: managing and communicating in the heat of chaos ［M］. Cincinnati: South—western Publish in Geography.

BRENNAN，2005. Pandemic influenza: public health preparedness for the next global health emergency ［J］. The Journal of Law, Medicine & Ethics, 32 （4）: 565-573.

DAVID D J，2013. Epidemic dengue/dengue hemorrhagic fever as a public health, social and economic problem in the 21st century ［J］. Trends in micro-biology, 10 （2）: 100-103.

ELENA SAVOIA，MD，MPH，2009. Public health systems research in e-mergency preparedness ［J］. Preventive Medicine, 37 （2）: 150-156.

FINK，1986. Crisis management: planning for the invisible ［J］. Ameri-can Management Association, 18 （6）: 15-17.

KEITH，BOYLE C A，KENNESON A，et al.，2003. From public health emergency to public health service: the implications of evolving criteria for new-born screening panels ［J］. Pediatrics, 117 （3）: 923-929.

KEY C，INGLESBY T V，BARTLETT J G，et al.，2009. Smallpox as a biological weapon: medical and public health management ［J］. Jama, 281 （22）: 2127-2137.

MAYER，SCHNALL A H，BALLOU S G，et al.，2016. Use of community assessments for public health emergency response（CASPERs）to rapidly assess public health issues: United States, 2003—2012 ［J］. Prehospital and disaster medicine, 30 （4）: 374-381.

MICHAEL BLAND，KEANE D，BINDMAN A，1998. Primary care and

public emergency department overcrowding [J]. American Journal of Public Health, 83 (3): 372-378.

MITCHELL, SHAFI S, DOMBROVSKIY V Y, et al., 2013. The public health burden of emergency general surgery in the United States: a 10-year analysis of the Nationwide Inpatient Sample: 2001 to 2010 [J]. Journal of Trauma and Acute Care Surgery, 77 (2): 202-208.

MURAUSKIENE D, SHARMA S, DUTTA S R, et al., 2017. Zika virus diseases-the new face of an ancient enemy as global public health emergency (2016): brief review and recent updates [J]. International journal of preventive medicine (8): 35-47.

RHEE, 2016. Introductory note to declaration of microcephaly clusters and other neurological disorders in Zika-Affected Areas as a public health emergency of international concern (WHO) [J]. InternationalLegal Materials, 55 (5): 1007-1009.

SCHMEEBERGER C, LURIE N, WASSERMAN J, 2007. Assessing public health emergency preparedness: concepts, tools, and challenges [J]. Annu. Rev. Public Health, 28: 1-18.

TONY JAQUES, 2009. Issue and crisis management: quieksand in the definitional landscape [J]. Public Relations Review, 35 (3): 280-286.

WILLIAM L, PARMET W E, MELLO M M, 2015. What is a public health "emergency"? [J]. New England Journal of Medicine, 371 (11): 986-988.

ZHAO L, JUNG M, MCCLOUD R F, et al., 2014. Media use and communication inequalities in a public health emergency: a case study of 2009—2010 pandemic influenza a virus subtype H1N1 [J]. Public Health Reports, 129 (6_suppl4): 49-60.

附　录

附录1　《突发公共卫生事件应急条例》

突发公共卫生事件应急条例^①

第一章　总则

第一条　为了有效预防、及时控制和消除突发公共卫生事件的危害，保障公众身体健康与生命安全，维护正常的社会秩序，制定本条例。

第二条　本条例所称突发公共卫生事件（以下简称突发事件），是指突然发生，造成或者可能造成社会公众健康严重损害的重大传染病疫情、群体性不明原因疾病、重大食物和职业中毒以及其他严重影响公众健康的事件。

第三条　突发事件发生后，国务院设立全国突发事件应急处理指挥部，由国务院有关部门和军队有关部门组成，国务院主管领导人担任总指挥，负责对全国突发事件应急处理的统一领导、统一指挥。

---

① 《突发公共卫生事件应急条例》于2003年5月9日由中华人民共和国国务院令第376号公布，根据2011年1月8日《国务院关于废止和修改部分行政法规的决定》修订。

国务院卫生行政主管部门和其他有关部门，在各自的职责范围内做好突发事件应急处理的有关工作。

第四条　突发事件发生后，省、自治区、直辖市人民政府成立地方突发事件应急处理指挥部，省、自治区、直辖市人民政府主要领导人担任总指挥，负责领导、指挥本行政区域内突发事件应急处理工作。

县级以上地方人民政府卫生行政主管部门，具体负责组织突发事件的调查、控制和医疗救治工作。

县级以上地方人民政府有关部门，在各自的职责范围内做好突发事件应急处理的有关工作。

第五条　突发事件应急工作，应当遵循预防为主、常备不懈的方针，贯彻统一领导、分级负责、反应及时、措施果断、依靠科学、加强合作的原则。

第六条　县级以上各级人民政府应当组织开展防治突发事件相关科学研究，建立突发事件应急流行病学调查、传染源隔离、医疗救护、现场处置、监督检查、监测检验、卫生防护等有关物资、设备、设施、技术与人才资源储备，所需经费列入本级政府财政预算。

国家对边远贫困地区突发事件应急工作给予财政支持。

第七条　国家鼓励、支持开展突发事件监测、预警、反应处理有关技术的国际交流与合作。

第八条　国务院有关部门和县级以上地方人民政府及其有关部门，应当建立严格的突发事件防范和应急处理责任制，切实履行各自的职责，保证突发事件应急处理工作的正常进行。

第九条　县级以上各级人民政府及其卫生行政主管部门，应当对参加突发事件应急处理的医疗卫生人员，给予适当补助和保健津贴；对参加突发事件应急处理做出贡献的人员，给予表彰和奖励；对因参与应急处理工作致病、致残、死亡的人员，按照国家有关规定，给予相应的补助和抚恤。

第二章　预防与应急准备

第十条　国务院卫生行政主管部门按照分类指导、快速反应的要求，制定全国突发事件应急预案，报请国务院批准。

省、自治区、直辖市人民政府根据全国突发事件应急预案，结合本地实际情况，制定本行政区域的突发事件应急预案。

第十一条　全国突发事件应急预案应当包括以下主要内容：

（一）突发事件应急处理指挥部的组成和相关部门的职责；

（二）突发事件的监测与预警；

（三）突发事件信息的收集、分析、报告、通报制度；

（四）突发事件应急处理技术和监测机构及其任务；

（五）突发事件的分级和应急处理工作方案；

（六）突发事件预防、现场控制，应急设施、设备、救治药品和医疗器械以及其他物资和技术的储备与调度；

（七）突发事件应急处理专业队伍的建设和培训。

第十二条　突发事件应急预案应当根据突发事件的变化和实施中发现的问题及时进行修订、补充。

第十三条　地方各级人民政府应当依照法律、行政法规的规定，做好传染病预防和其他公共卫生工作，防范突发事件的发生。

县级以上各级人民政府卫生行政主管部门和其他有关部门，应当对公众开展突发事件应急知识的专门教育，增强全社会对突发事件的防范意识和应对能力。

第十四条　国家建立统一的突发事件预防控制体系。

县级以上地方人民政府应当建立和完善突发事件监测与预警系统。

县级以上各级人民政府卫生行政主管部门，应当指定机构负责开展突发事件的日常监测，并确保监测与预警系统的正常运行。

第十五条　监测与预警工作应当根据突发事件的类别，制定监测计划，科学分析、综合评价监测数据。对早期发现的潜在隐患以及可能发生的突发事件，应当依照本条例规定的报告程序和时限及时报告。

第十六条　国务院有关部门和县级以上地方人民政府及其有关部门，应当根据突发事件应急预案的要求，保证应急设施、设备、救治药品和医疗器械等物资储备。

第十七条　县级以上各级人民政府应当加强急救医疗服务网络的建设，配备相应的医疗救治药物、技术、设备和人员，提高医疗卫生机构应对各类突发事件的救治能力。

设区的市级以上地方人民政府应当设置与传染病防治工作需要相适应的传染病专科医院，或者指定具备传染病防治条件和能力的医疗机构承担传染病防治任务。

第十八条　县级以上地方人民政府卫生行政主管部门，应当定期对医疗卫生机构和人员开展突发事件应急处理相关知识、技能的培训，定期组织医疗卫生机构进行突发事件应急演练，推广最新知识和先进技术。

第三章　报告与信息发布

第十九条　国家建立突发事件应急报告制度。

国务院卫生行政主管部门制定突发事件应急报告规范，建立重大、紧急疫情信息报告系统。

有下列情形之一的，省、自治区、直辖市人民政府应当在接到报告1小时内，向国务院卫生行政主管部门报告：

（一）发生或者可能发生传染病暴发、流行的；

（二）发生或者发现不明原因的群体性疾病的；

（三）发生传染病菌种、毒种丢失的；

（四）发生或者可能发生重大食物和职业中毒事件的。

国务院卫生行政主管部门对可能造成重大社会影响的突发事件，应当立即向国务院报告。

第二十条　突发事件监测机构、医疗卫生机构和有关单位发现有本条例第十九条规定情形之一的，应当在 2 小时内向所在地县级人民政府卫生行政主管部门报告；接到报告的卫生行政主管部门应当在 2 小时内向本级人民政府报告，并同时向上级人民政府卫生行政主管部门和国务院卫生行政主管部门报告。

县级人民政府应当在接到报告后 2 小时内向设区的市级人民政府或者上一级人民政府报告；设区的市级人民政府应当在接到报告后 2 小时内向省、自治区、直辖市人民政府报告。

第二十一条　任何单位和个人对突发事件，不得隐瞒、缓报、谎报或者授意他人隐瞒、缓报、谎报。

第二十二条　接到报告的地方人民政府、卫生行政主管部门依照本条例规定报告的同时，应当立即组织力量对报告事项调查核实、确证，采取必要的控制措施，并及时报告调查情况。

第二十三条　国务院卫生行政主管部门应当根据发生突发事件的情况，及时向国务院有关部门和各省、自治区、直辖市人民政府卫生行政主管部门以及军队有关部门通报。

突发事件发生地的省、自治区、直辖市人民政府卫生行政主管部门，应当及时向毗邻省、自治区、直辖市人民政府卫生行政主管部门通报。

接到通报的省、自治区、直辖市人民政府卫生行政主管部门，必要时应当及时通知本行政区域内的医疗卫生机构。

县级以上地方人民政府有关部门，已经发生或者发现可能引起突发事件的情形时，应当及时向同级人民政府卫生行政主管部门通报。

第二十四条　国家建立突发事件举报制度，公布统一的突发事件报告、举报电话。

任何单位和个人有权向人民政府及其有关部门报告突发事件隐患，有权向上级人民政府及其有关部门举报地方人民政府及其有关部门不履行突发事件应急处理职责，或者不按照规定履行职责的情况。接到报告、举报的有关人民政府及其有关部门，应当立即组织对突发事件隐患、不履行或者不按照规定履行突发事件应急处理职责的情况进行调查处理。

对举报突发事件有功的单位和个人，县级以上各级人民政府及其有关部门应当予以奖励。

第二十五条　国家建立突发事件的信息发布制度。

国务院卫生行政主管部门负责向社会发布突发事件的信息。必要时，可以授权省、自治区、直辖市人民政府卫生行政主管部门向社会发布本行政区域内突发事件的信息。

信息发布应当及时、准确、全面。

第四章　应急处理

第二十六条　突发事件发生后，卫生行政主管部门应当组织专家对突发事件进行综合评估，初步判断突发事件的类型，提出是否启动突发事件应急预案的建议。

第二十七条　在全国范围内或者跨省、自治区、直辖市范围内启动全国突发事件应急预案，由国务院卫生行政主管部门报国务院批准后实施。省、自治区、直辖市启动突发事件应急预案，由省、自治区、直辖市人民政府决定，并向国务院报告。

第二十八条　全国突发事件应急处理指挥部对突发事件应急处理工作进行督察和指导，地方各级人民政府及其有关部门应当予以配合。

省、自治区、直辖市突发事件应急处理指挥部对本行政区域内突发事件应急处理工作进行督察和指导。

第二十九条　省级以上人民政府卫生行政主管部门或者其他有关部门指定的突发事件应急处理专业技术机构，负责突发事件的技术调查、确证、处置、控制和评价工作。

第三十条　国务院卫生行政主管部门对新发现的突发传染病，根据危害程度、流行强度，依照《中华人民共和国传染病防治法》的规定及时宣布为法定传染病；宣布为甲类传染病的，由国务院决定。

第三十一条　应急预案启动前，县级以上各级人民政府有关部门应当根据突发事件的实际情况，做好应急处理准备，采取必要的应急措施。

应急预案启动后，突发事件发生地的人民政府有关部门，应当根据预案规定的职责要求，服从突发事件应急处理指挥部的统一指挥，立即到达规定岗位，采取有关的控制措施。

医疗卫生机构、监测机构和科学研究机构，应当服从突发事件应急处理指挥部的统一指挥，相互配合、协作，集中力量开展相关的科学研究工作。

第三十二条　突发事件发生后，国务院有关部门和县级以上地方人民政府及其有关部门，应当保证突发事件应急处理所需的医疗救护设备、救治药品、医疗器械等物资的生产、供应；铁路、交通、民用航空行政主管部门应当保证及时运送。

第三十三条　根据突发事件应急处理的需要，突发事件应急处理指挥部有权紧急调集人员、储备的物资、交通工具以及相关设施、设备；必要时，对人员进行疏散或者隔离，并可以依法对传染病疫区实行封锁。

第三十四条　突发事件应急处理指挥部根据突发事件应急处理的需要，可以对食物和水源采取控制措施。

县级以上地方人民政府卫生行政主管部门应当对突发事件现场等采取控制措施，宣传突发事件防治知识，及时对易受感染的人群和其他易受损害的人群采取应急接种、预防性投药、群体防护等措施。

第三十五条　参加突发事件应急处理的工作人员，应当按照预案的规定，采取卫生防护措施，并在专业人员的指导下进行工作。

第三十六条　国务院卫生行政主管部门或者其他有关部门指定的专业技术机构，有权进入突发事件现场进行调查、采样、技术分析和检验，对地方突发事件的应急处理工作进行技术指导，有关单位和个人应当予以配合；任何单位和个人不得以任何理由予以拒绝。

第三十七条　对新发现的突发传染病、不明原因的群体性疾病、重大食物和职业中毒事件，国务院卫生行政主管部门应当尽快组织力量制定相关的技术标准、规范和控制措施。

第三十八条　交通工具上发现根据国务院卫生行政主管部门的规定需要采取应急控制措施的传染病病人、疑似传染病病人，其负责人应当以最快的方式通知前方停靠点，并向交通工具的营运单位报告。交通工具的前方停靠点和营运单位应当立即向交通工具营运单位行政主管部门和县级以上地方人民政府卫生行政主管部门报告。卫生行政主管部门接到报告后，应当立即组织有关人员采取相应的医学处置措施。

交通工具上的传染病病人密切接触者，由交通工具停靠点的县级以上各级人民政府卫生行政主管部门或者铁路、交通、民用航空行政主管部门，根据各自的职责，依照传染病防治法律、行政法规的规定，采取控制措施。

涉及国境口岸和入出境的人员、交通工具、货物、集装箱、行李、邮包等需要采取传染病应急控制措施的，依照国境卫生检疫法律、行政法规的规定办理。

第三十九条　医疗卫生机构应当对因突发事件致病的人员提供医疗救护和现场救援，对就诊病人必须接诊治疗，并书写详细、完整的病历记录；对需要转送的病人，应当按照规定将病人及其病历记录的复印件转送至接诊的或者指定的医疗机构。

医疗卫生机构内应当采取卫生防护措施，防止交叉感染和污染。

医疗卫生机构应当对传染病病人密切接触者采取医学观察措施，传染病病人密切接触者应当予以配合。

医疗机构收治传染病病人、疑似传染病病人，应当依法报告所在地的疾病预防控制机构。接到报告的疾病预防控制机构应当立即对可能受到危害的人员进行调查，根据需要采取必要的控制措施。

第四十条　传染病暴发、流行时，街道、乡镇以及居民委员会、村民委员会应当组织力量，团结协作，群防群治，协助卫生行政主管部门和其他有关部门、医疗卫生机构做好疫情信息的收集和报告、人员的分散隔离、公共卫生措施的落实工作，向居民、村民宣传传染病防治的相关知识。

第四十一条　对传染病暴发、流行区域内流动人口，突发事件发生地的县级以上地方人民政府应当做好预防工作，落实有关卫生控制措施；对传染病病人和疑似传染病病人，应当采取就地隔离、就地观察、就地治疗的措施。对需要治疗和转诊的，应当依照本条例第三十九条第一款的规定执行。

第四十二条　有关部门、医疗卫生机构应当对传染病做到早发现、早报告、早隔离、早治疗，切断传播途径，防止扩散。

第四十三条　县级以上各级人民政府应当提供必要资金，保障因突发事件致病、致残的人员得到及时、有效的救治。具体办法由国务院财政部门、卫生行政主管部门和劳动保障行政主管部门制定。

第四十四条　在突发事件中需要接受隔离治疗、医学观察措施的病人、疑似病人和传染病病人密切接触者在卫生行政主管部门或者有关机构采取医学措施时应当予以配合；拒绝配合的，由公安机关依法协助强制执行。

第五章　法律责任

第四十五条　县级以上地方人民政府及其卫生行政主管部门未依照本条例的规定履行报告职责，对突发事件隐瞒、缓报、谎报或者授意他人隐瞒、缓报、谎报的，对政府主要领导人及其卫生行政主管部门主要负责人，依法给予降级或者撤职的行政处分；造成传染病传播、流行或者对社会公众健康造成其他严重危害后果的，依法给予开除的行政处分；构成犯罪的，依法追究刑事责任。

第四十六条　国务院有关部门、县级以上地方人民政府及其有关部门未依照本条例的规定，完成突发事件应急处理所需要的设施、设备、药品和医疗器械等物资的生产、供应、运输和储备的，对政府主要领导人和政府部门主要负责人依法给予降级或者撤职的行政处分；造成传染病传播、流行或者对社会公众健康造成其他严重危害后果的，依法给予开除的行政处分；构成犯罪的，依法追究刑事责任。

第四十七条　突发事件发生后，县级以上地方人民政府及其有关部门对上级人民政府有关部门的调查不予配合，或者采取其他方式阻碍、干涉调查的，对政府主要领导人和政府部门主要负责人依法给予降级或者撤职的行政处分；构成犯罪的，依法追究刑事责任。

第四十八条　县级以上各级人民政府卫生行政主管部门和其他有关部门在突发事件调查、控制、医疗救治工作中玩忽职守、失职、渎职的，由本级人民政府或者上级人民政府有关部门责令改正、通报批评、给予警告；对主要负责人、负有责任的主管人员和其他责任人员依法给予降级、撤职的行政处分；造成传染病传播、流行或者对社会公众健康造成其他严重危害后果的，依法给予开除的行政处分；构成犯罪的，依法追究刑事责任。

第四十九条　县级以上各级人民政府有关部门拒不履行应急处理职责的，由同级人民政府或者上级人民政府有关部门责令改正、通报批评、给予警告；对主要负责人、负有责任的主管人员和其他责任人员依法给予降级、撤职的行政处分；造成传染病传播、流行或者对社会公众健康造成其他严重危害后果的，依法给予开除的行政处分；构成犯罪的，依法追究刑事责任。

第五十条　医疗卫生机构有下列行为之一的，由卫生行政主管部门责令改正、通报批评、给予警告；情节严重的，吊销《医疗机构执业许可证》；对主要负责人、负有责任的主管人员和其他直接责任人员依法给予降级或者撤职的纪律处分；造成传染病传播、流行或者对社会公众健康造成其他严重危害后果，构成犯罪的，依法追究刑事责任：

（一）未依照本条例的规定履行报告职责，隐瞒、缓报或者谎报的；

（二）未依照本条例的规定及时采取控制措施的；

（三）未依照本条例的规定履行突发事件监测职责的；

（四）拒绝接诊病人的；

（五）拒不服从突发事件应急处理指挥部调度的。

第五十一条 在突发事件应急处理工作中，有关单位和个人未依照本条例的规定履行报告职责，隐瞒、缓报或者谎报，阻碍突发事件应急处理工作人员执行职务，拒绝国务院卫生行政主管部门或者其他有关部门指定的专业技术机构进入突发事件现场，或者不配合调查、采样、技术分析和检验的，对有关责任人员依法给予行政处分或者纪律处分；触犯《中华人民共和国治安管理处罚法》，构成违反治安管理行为的，由公安机关依法予以处罚；构成犯罪的，依法追究刑事责任。

第五十二条 在突发事件发生期间，散布谣言、哄抬物价、欺骗消费者，扰乱社会秩序、市场秩序的，由公安机关或者工商行政管理部门依法给予行政处罚；构成犯罪的，依法追究刑事责任。

第六章 附则

第五十三条 中国人民解放军、武装警察部队医疗卫生机构参与突发事件应急处理的，依照本条例的规定和军队的相关规定执行。

第五十四条 本条例自公布之日起施行。

附录2 《中华人民共和国传染病防治法》

中华人民共和国传染病防治法①②

第一章 总 则

第一条 为了预防、控制和消除传染病的发生与流行，保障人体健康和公共卫生，制定本法。

第二条 国家对传染病防治实行预防为主的方针，防治结合、分类管理、依靠科学、依靠群众。

第三条 本法规定的传染病分为甲类、乙类和丙类。

甲类传染病是指：鼠疫、霍乱。

乙类传染病是指：传染性非典型肺炎、艾滋病、病毒性肝炎、脊髓灰质炎、人感染高致病性禽流感、麻疹、流行性出血热、狂犬病、流行性乙型脑炎、登革热、炭疽、细菌性和阿米巴性痢疾、肺结核、伤寒和副伤寒、流行性脑脊髓膜炎、百日咳、白喉、新生儿破伤风、猩红热、布鲁氏菌病、淋病、梅毒、钩端螺旋体病、血吸虫病、疟疾。

丙类传染病是指：流行性感冒、流行性腮腺炎、风疹、急性出血性

---

① 《中华人民共和国传染病防治法》于1989年2月21日由第七届全国人民代表大会常务委员会第六次会议通过，2004年8月28日第十届全国人民代表大会常务委员会第十一次会议修订，根据2013年6月29日第十二届全国人民代表大会常务委员会第三次会议通过的《全国人民代表大会常务委员会关于修改<中华人民共和国文物保护法>等十二部法律的决定》修正。

② 2020年10月2日，国家卫健委发布《传染病防治法》修订征求意见稿，明确提出甲、乙、丙三类传染病的特征。乙类传染病新增人感染H7N9禽流感和新冠病毒两种。此次草案提出，任何单位和个人发现传染病患者或者疑似传染病患者时，应当及时向附近的疾病预防控制机构或者医疗机构报告，可按照国家有关规定予以奖励；对经确认排除传染病疫情的，不予追究相关单位和个人责任。

结膜炎、麻风病、流行性和地方性斑疹伤寒、黑热病、包虫病、丝虫病，除霍乱、细菌性和阿米巴性痢疾、伤寒和副伤寒以外的感染性腹泻病。

国务院卫生行政部门根据传染病暴发、流行情况和危害程度，可以决定增加、减少或者调整乙类、丙类传染病病种并予以公布。

第四条 对乙类传染病中传染性非典型肺炎、炭疽中的肺炭疽和人感染高致病性禽流感，采取本法所称甲类传染病的预防、控制措施。其他乙类传染病和突发原因不明的传染病需要采取本法所称甲类传染病的预防、控制措施的，由国务院卫生行政部门及时报经国务院批准后予以公布、实施。

需要解除依照前款规定采取的甲类传染病预防、控制措施的，由国务院卫生行政部门报经国务院批准后予以公布。

省、自治区、直辖市人民政府对本行政区域内常见、多发的其他地方性传染病，可以根据情况决定按照乙类或者丙类传染病管理并予以公布，报国务院卫生行政部门备案。

第五条 各级人民政府领导传染病防治工作。

县级以上人民政府制定传染病防治规划并组织实施，建立健全传染病防治的疾病预防控制、医疗救治和监督管理体系。

第六条 国务院卫生行政部门主管全国传染病防治及其监督管理工作。县级以上地方人民政府卫生行政部门负责本行政区域内的传染病防治及其监督管理工作。

县级以上人民政府其他部门在各自的职责范围内负责传染病防治工作。

军队的传染病防治工作，依照本法和国家有关规定办理，由中国人民解放军卫生主管部门实施监督管理。

第七条　各级疾病预防控制机构承担传染病监测、预测、流行病学调查、疫情报告以及其他预防、控制工作。

医疗机构承担与医疗救治有关的传染病防治工作和责任区域内的传染病预防工作。城市社区和农村基层医疗机构在疾病预防控制机构的指导下，承担城市社区、农村基层相应的传染病防治工作。

第八条　国家发展现代医学和中医药等传统医学，支持和鼓励开展传染病防治的科学研究，提高传染病防治的科学技术水平。

国家支持和鼓励开展传染病防治的国际合作。

第九条　国家支持和鼓励单位和个人参与传染病防治工作。各级人民政府应当完善有关制度，方便单位和个人参与防治传染病的宣传教育、疫情报告、志愿服务和捐赠活动。

居民委员会、村民委员会应当组织居民、村民参与社区、农村的传染病预防与控制活动。

第十条　国家开展预防传染病的健康教育。新闻媒体应当无偿开展传染病防治和公共卫生教育的公益宣传。

各级各类学校应当对学生进行健康知识和传染病预防知识的教育。

医学院校应当加强预防医学教育和科学研究，对在校学生以及其他与传染病防治相关人员进行预防医学教育和培训，为传染病防治工作提供技术支持。

疾病预防控制机构、医疗机构应当定期对其工作人员进行传染病防治知识、技能的培训。

第十一条　对在传染病防治工作中做出显著成绩和贡献的单位和个人，给予表彰和奖励。

对因参与传染病防治工作致病、致残、死亡的人员，按照有关规定给予补助、抚恤。

第十二条　在中华人民共和国领域内的一切单位和个人，必须接受疾病预防控制机构、医疗机构有关传染病的调查、检验、采集样本、隔离治疗等预防、控制措施，如实提供有关情况。疾病预防控制机构、医疗机构不得泄露涉及个人隐私的有关信息、资料。

卫生行政部门以及其他有关部门、疾病预防控制机构和医疗机构因违法实施行政管理或者预防、控制措施，侵犯单位和个人合法权益的，有关单位和个人可以依法申请行政复议或者提起诉讼。

第二章　传染病预防

第十三条　各级人民政府组织开展群众性卫生活动，进行预防传染病的健康教育，倡导文明健康的生活方式，提高公众对传染病的防治意识和应对能力，加强环境卫生建设，消除鼠害和蚊、蝇等病媒生物的危害。

各级人民政府农业、水利、林业行政部门按照职责分工负责指导和组织消除农田、湖区、河流、牧场、林区的鼠害与血吸虫危害，以及其他传播传染病的动物和病媒生物的危害。

铁路、交通、民用航空行政部门负责组织消除交通工具以及相关场所的鼠害和蚊、蝇等病媒生物的危害。

第十四条　地方各级人民政府应当有计划地建设和改造公共卫生设施，改善饮用水卫生条件，对污水、污物、粪便进行无害化处置。

第十五条　国家实行有计划的预防接种制度。国务院卫生行政部门和省、自治区、直辖市人民政府卫生行政部门，根据传染病预防、控制的需要，制定传染病预防接种规划并组织实施。用于预防接种的疫苗必须符合国家质量标准。

国家对儿童实行预防接种证制度。国家免疫规划项目的预防接种实行免费。医疗机构、疾病预防控制机构与儿童的监护人应当相互配合，保证儿童及时接受预防接种。具体办法由国务院制定。

第十六条　国家和社会应当关心、帮助传染病病人、病原携带者和疑似传染病病人，使其得到及时救治。任何单位和个人不得歧视传染病病人、病原携带者和疑似传染病病人。

传染病病人、病原携带者和疑似传染病病人，在治愈前或者在排除传染病嫌疑前，不得从事法律、行政法规和国务院卫生行政部门规定禁止从事的易使该传染病扩散的工作。

第十七条　国家建立传染病监测制度。

国务院卫生行政部门制定国家传染病监测规划和方案。省、自治区、直辖市人民政府卫生行政部门根据国家传染病监测规划和方案，制定本行政区域的传染病监测计划和工作方案。

各级疾病预防控制机构对传染病的发生、流行以及影响其发生、流行的因素，进行监测；对国外发生、国内尚未发生的传染病或者国内新发生的传染病，进行监测。

第十八条　各级疾病预防控制机构在传染病预防控制中履行下列职责：

（一）实施传染病预防控制规划、计划和方案；

（二）收集、分析和报告传染病监测信息，预测传染病的发生、流行趋势；

（三）开展对传染病疫情和突发公共卫生事件的流行病学调查、现场处理及其效果评价；

（四）开展传染病实验室检测、诊断、病原学鉴定；

（五）实施免疫规划，负责预防性生物制品的使用管理；

（六）开展健康教育、咨询，普及传染病防治知识；

（七）指导、培训下级疾病预防控制机构及其工作人员开展传染病监测工作；

（八）开展传染病防治应用性研究和卫生评价，提供技术咨询。

国家、省级疾病预防控制机构负责对传染病发生、流行以及分布进行监测，对重大传染病流行趋势进行预测，提出预防控制对策，参与并指导对暴发的疫情进行调查处理，开展传染病病原学鉴定，建立检测质量控制体系，开展应用性研究和卫生评价。

设区的市和县级疾病预防控制机构负责传染病预防控制规划、方案的落实，组织实施免疫、消毒、控制病媒生物的危害，普及传染病防治知识，负责本地区疫情和突发公共卫生事件监测、报告，开展流行病学调查和常见病原微生物检测。

第十九条　国家建立传染病预警制度。

国务院卫生行政部门和省、自治区、直辖市人民政府根据传染病发生、流行趋势的预测，及时发出传染病预警，根据情况予以公布。

第二十条　县级以上地方人民政府应当制定传染病预防、控制预案，报上一级人民政府备案。

传染病预防、控制预案应当包括以下主要内容：

（一）传染病预防控制指挥部的组成和相关部门的职责；

（二）传染病的监测、信息收集、分析、报告、通报制度；

（三）疾病预防控制机构、医疗机构在发生传染病疫情时的任务与职责；

（四）传染病暴发、流行情况的分级以及相应的应急工作方案；

（五）传染病预防、疫点疫区现场控制，应急设施、设备、救治药品和医疗器械以及其他物资和技术的储备与调用。

地方人民政府和疾病预防控制机构接到国务院卫生行政部门或者省、自治区、直辖市人民政府发出的传染病预警后，应当按照传染病预防、控制预案，采取相应的预防、控制措施。

第二十一条 医疗机构必须严格执行国务院卫生行政部门规定的管理制度、操作规范，防止传染病的医源性感染和医院感染。

医疗机构应当确定专门的部门或者人员，承担传染病疫情报告、本单位的传染病预防、控制以及责任区域内的传染病预防工作；承担医疗活动中与医院感染有关的危险因素监测、安全防护、消毒、隔离和医疗废物处置工作。

疾病预防控制机构应当指定专门人员负责对医疗机构内传染病预防工作进行指导、考核，开展流行病学调查。

第二十二条 疾病预防控制机构、医疗机构的实验室和从事病原微生物实验的单位，应当符合国家规定的条件和技术标准，建立严格的监督管理制度，对传染病病原体样本按照规定的措施实行严格监督管理，严防传染病病原体的实验室感染和病原微生物的扩散。

第二十三条 采供血机构、生物制品生产单位必须严格执行国家有关规定，保证血液、血液制品的质量。禁止非法采集血液或者组织他人出卖血液。

疾病预防控制机构、医疗机构使用血液和血液制品，必须遵守国家有关规定，防止因输入血液、使用血液制品引起经血液传播疾病的发生。

第二十四条 各级人民政府应当加强艾滋病的防治工作，采取预防、控制措施，防止艾滋病的传播。具体办法由国务院制定。

第二十五条 县级以上人民政府农业、林业行政部门以及其他有关部门，依据各自的职责负责与人畜共患传染病有关的动物传染病的防治管理工作。

与人畜共患传染病有关的野生动物、家畜家禽，经检疫合格后，方可出售、运输。

第二十六条　国家建立传染病菌种、毒种库。

对传染病菌种、毒种和传染病检测样本的采集、保藏、携带、运输和使用实行分类管理，建立健全严格的管理制度。

对可能导致甲类传染病传播的以及国务院卫生行政部门规定的菌种、毒种和传染病检测样本，确需采集、保藏、携带、运输和使用的，须经省级以上人民政府卫生行政部门批准。具体办法由国务院制定。

第二十七条　对被传染病病原体污染的污水、污物、场所和物品，有关单位和个人必须在疾病预防控制机构的指导下或者按照其提出的卫生要求，进行严格消毒处理；拒绝消毒处理的，由当地卫生行政部门或者疾病预防控制机构进行强制消毒处理。

第二十八条　在国家确认的自然疫源地计划兴建水利、交通、旅游、能源等大型建设项目的，应当事先由省级以上疾病预防控制机构对施工环境进行卫生调查。建设单位应当根据疾病预防控制机构的意见，采取必要的传染病预防、控制措施。施工期间，建设单位应当设专人负责工地上的卫生防疫工作。工程竣工后，疾病预防控制机构应当对可能发生的传染病进行监测。

第二十九条　用于传染病防治的消毒产品、饮用水供水单位供应的饮用水和涉及饮用水卫生安全的产品，应当符合国家卫生标准和卫生规范。

饮用水供水单位从事生产或者供应活动，应当依法取得卫生许可证。

生产用于传染病防治的消毒产品的单位和生产用于传染病防治的消毒产品，应当经省级以上人民政府卫生行政部门审批。具体办法由国务院制定。

第三章　疫情报告、通报和公布

第三十条　疾病预防控制机构、医疗机构和采供血机构及其执行职务的人员发现本法规定的传染病疫情或者发现其他传染病暴发、流行以及突发原因不明的传染病时，应当遵循疫情报告属地管理原则，按照国务院规定的或者国务院卫生行政部门规定的内容、程序、方式和时限报告。

军队医疗机构向社会公众提供医疗服务，发现前款规定的传染病疫情时，应当按照国务院卫生行政部门的规定报告。

第三十一条　任何单位和个人发现传染病病人或者疑似传染病病人时，应当及时向附近的疾病预防控制机构或者医疗机构报告。

第三十二条　港口、机场、铁路疾病预防控制机构以及国境卫生检疫机关发现甲类传染病病人、病原携带者、疑似传染病病人时，应当按照国家有关规定立即向国境口岸所在地的疾病预防控制机构或者所在地县级以上地方人民政府卫生行政部门报告并互相通报。

第三十三条　疾病预防控制机构应当主动收集、分析、调查、核实传染病疫情信息。接到甲类、乙类传染病疫情报告或者发现传染病暴发、流行时，应当立即报告当地卫生行政部门，由当地卫生行政部门立即报告当地人民政府，同时报告上级卫生行政部门和国务院卫生行政部门。

疾病预防控制机构应当设立或者指定专门的部门、人员负责传染病疫情信息管理工作，及时对疫情报告进行核实、分析。

第三十四条　县级以上地方人民政府卫生行政部门应当及时向本行政区域内的疾病预防控制机构和医疗机构通报传染病疫情以及监测、预警的相关信息。接到通报的疾病预防控制机构和医疗机构应当及时告知本单位的有关人员。

第三十五条　国务院卫生行政部门应当及时向国务院其他有关部门和各省、自治区、直辖市人民政府卫生行政部门通报全国传染病疫情以及监测、预警的相关信息。

毗邻的以及相关的地方人民政府卫生行政部门，应当及时互相通报本行政区域的传染病疫情以及监测、预警的相关信息。

县级以上人民政府有关部门发现传染病疫情时，应当及时向同级人民政府卫生行政部门通报。

中国人民解放军卫生主管部门发现传染病疫情时，应当向国务院卫生行政部门通报。

第三十六条　动物防疫机构和疾病预防控制机构，应当及时互相通报动物间和人间发生的人畜共患传染病疫情以及相关信息。

第三十七条　依照本法的规定负有传染病疫情报告职责的人民政府有关部门、疾病预防控制机构、医疗机构、采供血机构及其工作人员，不得隐瞒、谎报、缓报传染病疫情。

第三十八条　国家建立传染病疫情信息公布制度。

国务院卫生行政部门定期公布全国传染病疫情信息。省、自治区、直辖市人民政府卫生行政部门定期公布本行政区域的传染病疫情信息。

传染病暴发、流行时，国务院卫生行政部门负责向社会公布传染病疫情信息，并可以授权省、自治区、直辖市人民政府卫生行政部门向社会公布本行政区域的传染病疫情信息。

公布传染病疫情信息应当及时、准确。

第四章　疫情控制

第三十九条　医疗机构发现甲类传染病时，应当及时采取下列措施：

（一）对病人、病原携带者，予以隔离治疗，隔离期限根据医学检查结果确定；

（二）对疑似病人，确诊前在指定场所单独隔离治疗；

（三）对医疗机构内的病人、病原携带者、疑似病人的密切接触者，在指定场所进行医学观察和采取其他必要的预防措施。

拒绝隔离治疗或者隔离期未满擅自脱离隔离治疗的，可以由公安机关协助医疗机构采取强制隔离治疗措施。

医疗机构发现乙类或者丙类传染病病人，应当根据病情采取必要的治疗和控制传播措施。

医疗机构对本单位内被传染病病原体污染的场所、物品以及医疗废物，必须依照法律、法规的规定实施消毒和无害化处置。

第四十条　疾病预防控制机构发现传染病疫情或者接到传染病疫情报告时，应当及时采取下列措施：

（一）对传染病疫情进行流行病学调查，根据调查情况提出划定疫点、疫区的建议，对被污染的场所进行卫生处理，对密切接触者，在指定场所进行医学观察和采取其他必要的预防措施，并向卫生行政部门提出疫情控制方案；

（二）传染病暴发、流行时，对疫点、疫区进行卫生处理，向卫生行政部门提出疫情控制方案，并按照卫生行政部门的要求采取措施；

（三）指导下级疾病预防控制机构实施传染病预防、控制措施，组织、指导有关单位对传染病疫情的处理。

第四十一条　对已经发生甲类传染病病例的场所或者该场所内的特定区域的人员，所在地的县级以上地方人民政府可以实施隔离措施，并同时向上一级人民政府报告；接到报告的上级人民政府应当即时做出是否批准的决定。上级人民政府做出不予批准决定的，实施隔离措施的人民政府应当立即解除隔离措施。

在隔离期间，实施隔离措施的人民政府应当对被隔离人员提供生活保障；被隔离人员有工作单位的，所在单位不得停止支付其隔离期间的工作报酬。

隔离措施的解除，由原决定机关决定并宣布。

第四十二条　传染病暴发、流行时，县级以上地方人民政府应当立即组织力量，按照预防、控制预案进行防治，切断传染病的传播途径，必要时，报经上一级人民政府决定，可以采取下列紧急措施并予以公告：

（一）限制或者停止集市、影剧院演出或者其他人群聚集的活动；

（二）停工、停业、停课；

（三）封闭或者封存被传染病病原体污染的公共饮用水源、食品以及相关物品；

（四）控制或者扑杀染疫野生动物、家畜家禽；

（五）封闭可能造成传染病扩散的场所。

上级人民政府接到下级人民政府关于采取前款所列紧急措施的报告时，应当即时做出决定。

紧急措施的解除，由原决定机关决定并宣布。

第四十三条　甲类、乙类传染病暴发、流行时，县级以上地方人民政府报经上一级人民政府决定，可以宣布本行政区域部分或者全部为疫区；国务院可以决定并宣布跨省、自治区、直辖市的疫区。县级以上地方人民政府可以在疫区内采取本法第四十二条规定的紧急措施，并可以对出入疫区的人员、物资和交通工具实施卫生检疫。

省、自治区、直辖市人民政府可以决定对本行政区域内的甲类传染病疫区实施封锁；但是，封锁大、中城市的疫区或者封锁跨省、自治区、直辖市的疫区，以及封锁疫区导致中断干线交通或者封锁国境的，由国务院决定。

疫区封锁的解除，由原决定机关决定并宣布。

第四十四条　发生甲类传染病时，为了防止该传染病通过交通工具及其乘运的人员、物资传播，可以实施交通卫生检疫。具体办法由国务院制定。

第四十五条　传染病暴发、流行时，根据传染病疫情控制的需要，国务院有权在全国范围或者跨省、自治区、直辖市范围内，县级以上地方人民政府有权在本行政区域内紧急调集人员或者调用储备物资，临时征用房屋、交通工具以及相关设施、设备。

紧急调集人员的，应当按照规定给予合理报酬。临时征用房屋、交通工具以及相关设施、设备的，应当依法给予补偿；能返还的，应当及时返还。

第四十六条　患甲类传染病、炭疽死亡的，应当将尸体立即进行卫生处理，就近火化。患其他传染病死亡的，必要时，应当将尸体进行卫生处理后火化或者按照规定深埋。

为了查找传染病病因，医疗机构在必要时可以按照国务院卫生行政部门的规定，对传染病病人尸体或者疑似传染病病人尸体进行解剖查验，并应当告知死者家属。

第四十七条　疫区中被传染病病原体污染或者可能被传染病病原体污染的物品，经消毒可以使用的，应当在当地疾病预防控制机构的指导下，进行消毒处理后，方可使用、出售和运输。

第四十八条　发生传染病疫情时，疾病预防控制机构和省级以上人民政府卫生行政部门指派的其他与传染病有关的专业技术机构，可以进入传染病疫点、疫区进行调查、采集样本、技术分析和检验。

第四十九条　传染病暴发、流行时，药品和医疗器械生产、供应单位应当及时生产、供应防治传染病的药品和医疗器械。铁路、交通、民用航空经营单位必须优先运送处理传染病疫情的人员以及防治传染病的药品和医疗器械。县级以上人民政府有关部门应当做好组织协调工作。

第五章 医疗救治

第五十条 县级以上人民政府应当加强和完善传染病医疗救治服务网络的建设，指定具备传染病救治条件和能力的医疗机构承担传染病救治任务，或者根据传染病救治需要设置传染病医院。

第五十一条 医疗机构的基本标准、建筑设计和服务流程，应当符合预防传染病医院感染的要求。

医疗机构应当按照规定对使用的医疗器械进行消毒；对按照规定一次使用的医疗器具，应当在使用后予以销毁。

医疗机构应当按照国务院卫生行政部门规定的传染病诊断标准和治疗要求，采取相应措施，提高传染病医疗救治能力。

第五十二条 医疗机构应当对传染病病人或者疑似传染病病人提供医疗救护、现场救援和接诊治疗，书写病历记录以及其他有关资料，并妥善保管。

医疗机构应当实行传染病预检、分诊制度；对传染病病人、疑似传染病病人，应当引导至相对隔离的分诊点进行初诊。医疗机构不具备相应救治能力的，应当将患者及其病历记录复印件一并转至具备相应救治能力的医疗机构。具体办法由国务院卫生行政部门规定。

第六章 监督管理

第五十三条 县级以上人民政府卫生行政部门对传染病防治工作履行下列监督检查职责：

（一）对下级人民政府卫生行政部门履行本法规定的传染病防治职责进行监督检查；

（二）对疾病预防控制机构、医疗机构的传染病防治工作进行监督检查；

（三）对采供血机构的采供血活动进行监督检查；

（四）对用于传染病防治的消毒产品及其生产单位进行监督检查，并对饮用水供水单位从事生产或者供应活动以及涉及饮用水卫生安全的产品进行监督检查；

（五）对传染病菌种、毒种和传染病检测样本的采集、保藏、携带、运输、使用进行监督检查；

（六）对公共场所和有关单位的卫生条件和传染病预防、控制措施进行监督检查。

省级以上人民政府卫生行政部门负责组织对传染病防治重大事项的处理。

第五十四条　县级以上人民政府卫生行政部门在履行监督检查职责时，有权进入被检查单位和传染病疫情发生现场调查取证，查阅或者复制有关的资料和采集样本。被检查单位应当予以配合，不得拒绝、阻挠。

第五十五条　县级以上地方人民政府卫生行政部门在履行监督检查职责时，发现被传染病病原体污染的公共饮用水源、食品以及相关物品，如不及时采取控制措施可能导致传染病传播、流行的，可以采取封闭公共饮用水源、封存食品以及相关物品或者暂停销售的临时控制措施，并予以检验或者进行消毒。经检验，属于被污染的食品，应当予以销毁；对未被污染的食品或者经消毒后可以使用的物品，应当解除控制措施。

第五十六条　卫生行政部门工作人员依法执行职务时，应当不少于两人，并出示执法证件，填写卫生执法文书。

卫生执法文书经核对无误后，应当由卫生执法人员和当事人签名。当事人拒绝签名的，卫生执法人员应当注明情况。

第五十七条　卫生行政部门应当依法建立健全内部监督制度，对其工作人员依据法定职权和程序履行职责的情况进行监督。

上级卫生行政部门发现下级卫生行政部门不及时处理职责范围内的事项或者不履行职责的，应当责令纠正或者直接予以处理。

第五十八条　卫生行政部门及其工作人员履行职责，应当自觉接受社会和公民的监督。单位和个人有权向上级人民政府及其卫生行政部门举报违反本法的行为。接到举报的有关人民政府或者其卫生行政部门，应当及时调查处理。

第七章　保障措施

第五十九条　国家将传染病防治工作纳入国民经济和社会发展计划，县级以上地方人民政府将传染病防治工作纳入本行政区域的国民经济和社会发展计划。

第六十条　县级以上地方人民政府按照本级政府职责负责本行政区域内传染病预防、控制、监督工作的日常经费。

国务院卫生行政部门会同国务院有关部门，根据传染病流行趋势，确定全国传染病预防、控制、救治、监测、预测、预警、监督检查等项目。中央财政对困难地区实施重大传染病防治项目给予补助。

省、自治区、直辖市人民政府根据本行政区域内传染病流行趋势，在国务院卫生行政部门确定的项目范围内，确定传染病预防、控制、监督等项目，并保障项目的实施经费。

第六十一条　国家加强基层传染病防治体系建设，扶持贫困地区和少数民族地区的传染病防治工作。

地方各级人民政府应当保障城市社区、农村基层传染病预防工作的经费。

第六十二条 国家对患有特定传染病的困难人群实行医疗救助，减免医疗费用。具体办法由国务院卫生行政部门会同国务院财政部门等部门制定。

第六十三条 县级以上人民政府负责储备防治传染病的药品、医疗器械和其他物资，以备调用。

第六十四条 对从事传染病预防、医疗、科研、教学、现场处理疫情的人员，以及在生产、工作中接触传染病病原体的其他人员，有关单位应当按照国家规定，采取有效的卫生防护措施和医疗保健措施，并给予适当的津贴。

第八章 法律责任

第六十五条 地方各级人民政府未依照本法的规定履行报告职责，或者隐瞒、谎报、缓报传染病疫情，或者在传染病暴发、流行时，未及时组织救治、采取控制措施的，由上级人民政府责令改正，通报批评；造成传染病传播、流行或者其他严重后果的，对负有责任的主管人员，依法给予行政处分；构成犯罪的，依法追究刑事责任。

第六十六条 县级以上人民政府卫生行政部门违反本法规定，有下列情形之一的，由本级人民政府、上级人民政府卫生行政部门责令改正，通报批评；造成传染病传播、流行或者其他严重后果的，对负有责任的主管人员和其他直接责任人员，依法给予行政处分；构成犯罪的，依法追究刑事责任：

（一）未依法履行传染病疫情通报、报告或者公布职责，或者隐瞒、谎报、缓报传染病疫情的；

（二）发生或者可能发生传染病传播时未及时采取预防、控制措施的；

（三）未依法履行监督检查职责，或者发现违法行为不及时查处的；

（四）未及时调查、处理单位和个人对下级卫生行政部门不履行传染病防治职责的举报的；

（五）违反本法的其他失职、渎职行为。

第六十七条　县级以上人民政府有关部门未依照本法的规定履行传染病防治和保障职责的，由本级人民政府或者上级人民政府有关部门责令改正，通报批评；造成传染病传播、流行或者其他严重后果的，对负有责任的主管人员和其他直接责任人员，依法给予行政处分；构成犯罪的，依法追究刑事责任。

第六十八条　疾病预防控制机构违反本法规定，有下列情形之一的，由县级以上人民政府卫生行政部门责令限期改正，通报批评，给予警告；对负有责任的主管人员和其他直接责任人员，依法给予降级、撤职、开除的处分，并可以依法吊销有关责任人员的执业证书；构成犯罪的，依法追究刑事责任：

（一）未依法履行传染病监测职责的；

（二）未依法履行传染病疫情报告、通报职责，或者隐瞒、谎报、缓报传染病疫情的；

（三）未主动收集传染病疫情信息，或者对传染病疫情信息和疫情报告未及时进行分析、调查、核实的；

（四）发现传染病疫情时，未依据职责及时采取本法规定的措施的；

（五）故意泄露传染病病人、病原携带者、疑似传染病病人、密切接触者涉及个人隐私的有关信息、资料的。

第六十九条　医疗机构违反本法规定，有下列情形之一的，由县级以上人民政府卫生行政部门责令改正，通报批评，给予警告；造成传染病传播、流行或者其他严重后果的，对负有责任的主管人员和其他直接责任人员，依法给予降级、撤职、开除的处分，并可以依法吊销有关责任人员的执业证书；构成犯罪的，依法追究刑事责任：

（一）未按照规定承担本单位的传染病预防、控制工作、医院感染控制任务和责任区域内的传染病预防工作的；

（二）未按照规定报告传染病疫情，或者隐瞒、谎报、缓报传染病疫情的；

（三）发现传染病疫情时，未按照规定对传染病病人、疑似传染病病人提供医疗救护、现场救援、接诊、转诊的，或者拒绝接受转诊的；

（四）未按照规定对本单位内被传染病病原体污染的场所、物品以及医疗废物实施消毒或者无害化处置的；

（五）未按照规定对医疗器械进行消毒，或者对按照规定一次使用的医疗器具未予销毁，再次使用的；

（六）在医疗救治过程中未按照规定保管医学记录资料的；

（七）故意泄露传染病病人、病原携带者、疑似传染病病人、密切接触者涉及个人隐私的有关信息、资料的。

第七十条　采供血机构未按照规定报告传染病疫情，或者隐瞒、谎报、缓报传染病疫情，或者未执行国家有关规定，导致因输入血液引起经血液传播疾病发生的，由县级以上人民政府卫生行政部门责令改正，通报批评，给予警告；造成传染病传播、流行或者其他严重后果的，对负有责任的主管人员和其他直接责任人员，依法给予降级、撤职、开除的处分，并可以依法吊销采供血机构的执业许可证；构成犯罪的，依法追究刑事责任。

非法采集血液或者组织他人出卖血液的，由县级以上人民政府卫生行政部门予以取缔，没收违法所得，可以并处十万元以下的罚款；构成犯罪的，依法追究刑事责任。

第七十一条　国境卫生检疫机关、动物防疫机构未依法履行传染病疫情通报职责的，由有关部门在各自职责范围内责令改正，通报批评；造成传染病传播、流行或者其他严重后果的，对负有责任的主管人员和其他直接责任人员，依法给予降级、撤职、开除的处分；构成犯罪的，依法追究刑事责任。

第七十二条　铁路、交通、民用航空经营单位未依照本法的规定优先运送处理传染病疫情的人员以及防治传染病的药品和医疗器械的，由有关部门责令限期改正，给予警告；造成严重后果的，对负有责任的主管人员和其他直接责任人员，依法给予降级、撤职、开除的处分。

第七十三条　违反本法规定，有下列情形之一，导致或者可能导致传染病传播、流行的，由县级以上人民政府卫生行政部门责令限期改正，没收违法所得，可以并处五万元以下的罚款；已取得许可证的，原发证部门可以依法暂扣或者吊销许可证；构成犯罪的，依法追究刑事责任：

（一）饮用水供水单位供应的饮用水不符合国家卫生标准和卫生规范的；

（二）涉及饮用水卫生安全的产品不符合国家卫生标准和卫生规范的；

（三）用于传染病防治的消毒产品不符合国家卫生标准和卫生规范的；

（四）出售、运输疫区中被传染病病原体污染或者可能被传染病病原体污染的物品，未进行消毒处理的；

（五）生物制品生产单位生产的血液制品不符合国家质量标准的。

第七十四条　违反本法规定，有下列情形之一的，由县级以上地方人民政府卫生行政部门责令改正，通报批评，给予警告，已取得许可证的，可以依法暂扣或者吊销许可证；造成传染病传播、流行以及其他严重后果的，对负有责任的主管人员和其他直接责任人员，依法给予降级、撤职、开除的处分，并可以依法吊销有关责任人员的执业证书；构成犯罪的，依法追究刑事责任：

（一）疾病预防控制机构、医疗机构和从事病原微生物实验的单位，不符合国家规定的条件和技术标准，对传染病病原体样本未按照规定进行严格管理，造成实验室感染和病原微生物扩散的；

（二）违反国家有关规定，采集、保藏、携带、运输和使用传染病菌种、毒种和传染病检测样本的；

（三）疾病预防控制机构、医疗机构未执行国家有关规定，导致因输入血液、使用血液制品引起经血液传播疾病发生的。

第七十五条　未经检疫出售、运输与人畜共患传染病有关的野生动物、家畜家禽的，由县级以上地方人民政府畜牧兽医行政部门责令停止违法行为，并依法给予行政处罚。

第七十六条　在国家确认的自然疫源地兴建水利、交通、旅游、能源等大型建设项目，未经卫生调查进行施工的，或者未按照疾病预防控制机构的意见采取必要的传染病预防、控制措施的，由县级以上人民政府卫生行政部门责令限期改正，给予警告，处五千元以上三万元以下的罚款；逾期不改正的，处三万元以上十万元以下的罚款，并可以提请有关人民政府依据职责权限，责令停建、关闭。

第七十七条　单位和个人违反本法规定，导致传染病传播、流行，给他人人身、财产造成损害的，应当依法承担民事责任。

第九章 附则

第七十八条 本法中下列用语的含义：

（一）传染病病人、疑似传染病病人：指根据国务院卫生行政部门发布的《中华人民共和国传染病防治法规定管理的传染病诊断标准》，符合传染病病人和疑似传染病病人诊断标准的人。

（二）病原携带者：指感染病原体无临床症状但能排出病原体的人。

（三）流行病学调查：指对人群中疾病或者健康状况的分布及其决定因素进行调查研究，提出疾病预防控制措施及保健对策。

（四）疫点：指病原体从传染源向周围播散的范围较小或者单个疫源地。

（五）疫区：指传染病在人群中暴发、流行，其病原体向周围播散时所能波及的地区。

（六）人畜共患传染病：指人与脊椎动物共同罹患的传染病，如鼠疫、狂犬病、血吸虫病等。

（七）自然疫源地：指某些可引起人类传染病的病原体在自然界的野生动物中长期存在和循环的地区。

（八）病媒生物：指能够将病原体从人或者其他动物传播给人的生物，如蚊、蝇、蚤类等。

（九）医源性感染：指在医学服务中，因病原体传播引起的感染。

（十）医院感染：指住院病人在医院内获得的感染，包括在住院期间发生的感染和在医院内获得出院后发生的感染，但不包括入院前已开始或者入院时已处于潜伏期的感染。医院工作人员在医院内获得的感染也属医院感染。

（十一）实验室感染：指从事实验室工作时，因接触病原体所致的感染。

（十二）菌种、毒种：指可能引起本法规定的传染病发生的细菌菌种、病毒毒种。

（十三）消毒：指用化学、物理、生物的方法杀灭或者消除环境中的病原微生物。

（十四）疾病预防控制机构：指从事疾病预防控制活动的疾病预防控制中心以及与上述机构业务活动相同的单位。

（十五）医疗机构：指按照《医疗机构管理条例》取得医疗机构执业许可证，从事疾病诊断、治疗活动的机构。

第七十九条　传染病防治中有关食品、药品、血液、水、医疗废物和病原微生物的管理以及动物防疫和国境卫生检疫，本法未规定的，分别适用其他有关法律、行政法规的规定。

第八十条　本法自 2004 年 12 月 1 日起施行。

附录3 《中华人民共和国传染病防治法实施办法》

中华人民共和国传染病防治法实施办法[①]

第一章 总则

第一条 根据《中华人民共和国传染病防治法》（以下简称《传染病防治法》）的规定，制定本办法。

第二条 国家对传染病实行预防为主的方针，各级政府在制定社会经济发展规划时，必须包括传染病防治目标，并组织有关部门共同实施。

第三条 各级政府卫生行政部门对传染病防治工作实施统一监督管理。

受国务院卫生行政部门委托的其他有关部门卫生主管机构，在本系统内行使《传染病防治法》第三十二条第一款所列职权。

军队的传染病防治工作，依照《传染病防治法》和本办法中的有关规定以及国家其他有关规定，由中国人民解放军卫生主管部门实施监督管理。

第四条 各级各类卫生防疫机构按照专业分工承担传染病监测管理的责任和范围，由省级政府卫生行政部门确定。

铁路、交通、民航、厂（场）矿的卫生防疫机构，承担本系统传染病监测管理工作，并接受本系统上级卫生主管机构和省级政府卫生行

---

① 《中华人民共和国传染病防治法实施办法》于1991年10月4日由国务院批准，国函〔1991〕66号，1991年12月6日卫生部令第17号发布，自发布之日起施行。

政部门指定的卫生防疫机构的业务指导。

第五条　各级各类医疗保健机构承担传染病防治管理的责任和范围，由当地政府卫生行政部门确定。

第六条　各级政府对预防、控制传染病做出显著成绩和贡献的单位和个人，应当给予奖励。

第二章　预防

第七条　各级政府应当组织有关部门，开展传染病预防知识和防治措施的卫生健康教育。

第八条　各级政府组织开展爱国卫生活动。

铁路、交通、民航部门负责组织消除交通工具的鼠害和各种病媒昆虫的危害。

农业、林业部门负责组织消除农田、牧场及林区的鼠害。

国务院各有关部委消除钉螺危害的分工，按照国务院的有关规定办理。

第九条　集中式供水必须符合国家《生活饮用水卫生标准》。

各单位自备水源，未经城市建设部门和卫生行政部门批准，不得与城镇集中式供水系统连接。

第十条　地方各级政府应当有计划地建设和改造公共卫生设施。

城市应当按照城市环境卫生设施标准修建公共厕所、垃圾粪便的无害化处理场和污水、雨水排放处理系统等公共卫生设施。

农村应当逐步改造厕所，对粪便进行无害化处理，加强对公共生活用水的卫生管理，建立必要的卫生管理制度。饮用水水源附近禁止有污水池、粪堆（坑）等污染源。禁止在饮用水水源附近洗刷便器和运输粪便的工具。

第十一条　国家实行有计划的预防接种制度。

中华人民共和国境内的任何人均应按照有关规定接受预防接种。

各省、自治区、直辖市政府卫生行政部门可以根据当地传染病的流行情况，增加预防接种项目。

第十二条　国家对儿童实行预防接种证制度。

适龄儿童应当按照国家有关规定，接受预防接种。适龄儿童的家长或者监护人应当及时向医疗保健机构申请办理预防接种证。

托幼机构、学校在办理入托、入学手续时，应当查验预防接种证，未按规定接种的儿童应当及时补种。

第十三条　各级各类医疗保健机构的预防保健组织或者人员，在本单位及责任地段内承担下列工作：

（一）传染病疫情报告和管理；

（二）传染病预防和控制工作；

（三）卫生行政部门指定的卫生防疫机构交付的传染病防治和监测任务。

第十四条　医疗保健机构必须按照国务院卫生行政部门的有关规定，严格执行消毒隔离制度，防止医院内感染和医源性感染。

第十五条　卫生防疫机构和从事致病性微生物实验的科研、教学、生产等单位必须做到：

（一）建立健全防止致病性微生物扩散的制度和人体防护措施；

（二）严格执行实验操作规程，对实验后的样品、器材、污染物品等，按照有关规定严格消毒后处理；

（三）实验动物必须按照国家有关规定进行管理。

第十六条　传染病的菌（毒）种分为下列三类：

一类：鼠疫耶尔森氏菌、霍乱弧菌；天花病毒、艾滋病病毒；

二类：布氏菌、炭疽菌、麻风杆菌；肝炎病毒、狂犬病毒、出血热病毒、登革热病毒；斑疹伤寒立克次体；

三类：脑膜炎双球菌、链球菌、淋病双球菌、结核杆菌、百日咳嗜血杆菌、白喉棒状杆菌、沙门氏菌、志贺氏菌、破伤风梭状杆菌；钩端螺旋体、梅毒螺旋体；乙型脑炎病毒、脊髓灰质炎病毒、流感病毒、流行性腮腺炎病毒、麻疹病毒、风疹病毒。

国务院卫生行政部门可以根据情况增加或者减少菌（毒）种的种类。

第十七条　国家对传染病菌（毒）种的保藏、携带、运输实行严格管理：

（一）菌（毒）种的保藏由国务院卫生行政部门指定的单位负责。

（二）一、二类菌（毒）种的供应由国务院卫生行政部门指定的保藏管理单位供应。三类菌（毒）种由设有专业实验室的单位或者国务院卫生行政部门指定的保藏管理单位供应。

（三）使用一类菌（毒）种的单位，必须经国务院卫生行政部门批准；使用二类菌（毒）种的单位必须经省级政府卫生行政部门批准；使用三类菌（毒）种的单位，应当经县级政府卫生行政部门批准。

（四）一、二类菌（毒）种，应派专人向供应单位领取，不得邮寄；三类菌（毒）种的邮寄必须持有邮寄单位的证明，并按照菌（毒）种邮寄与包装的有关规定办理。

第十八条　对患有下列传染病的病人或者病原携带者予以必要的隔离治疗，直至医疗保健机构证明其不具有传染性时，方可恢复工作：

（一）鼠疫、霍乱；

（二）艾滋病、病毒性肝炎、细菌性和阿米巴痢疾、伤寒和副伤寒、炭疽、斑疹伤寒、麻疹、百日咳、白喉、脊髓灰质炎、流行性脑脊髓膜炎、猩红热、流行性出血热、登革热、淋病、梅毒；

（三）肺结核、麻风病、流行性腮腺炎、风疹、急性出血性结膜炎。

第十九条　从事饮水、饮食、整容、保育等易使传染病扩散工作的从业人员，必须按照国家有关规定取得健康合格证后方可上岗。

第二十条　招用流动人员二百人以上的用工单位，应当向当地政府卫生行政部门指定的卫生防疫机构报告，并按照要求采取预防控制传染病的卫生措施。

第二十一条　被甲类传染病病原体污染的污水、污物、粪便，有关单位和个人必须在卫生防疫人员的指导监督下，按照下列要求进行处理：

（一）被鼠疫病原体污染

1. 被污染的室内空气、地面、四壁必须进行严格消毒，被污染的物品必须严格消毒或者焚烧处理；

2. 彻底消除鼠疫疫区内的鼠类、蚤类；发现病鼠、死鼠应当送检；解剖检验后的鼠尸必须焚化；

3. 疫区内啮齿类动物的皮毛不能就地进行有效的消毒处理时，必须在卫生防疫机构的监督下焚烧。

（二）被霍乱病原体污染

1. 被污染的饮用水，必须进行严格消毒处理；

2. 污水经消毒处理后排放；

3. 被污染的食物要就地封存，消毒处理；

4. 粪便消毒处理达到无害化；

5. 被污染的物品，必须进行严格消毒或者焚烧处理。

第二十二条　被伤寒和副伤寒、细菌性痢疾、脊髓灰质炎、病毒性肝炎病原体污染的水、物品、粪便，有关单位和个人应当按照下列要求进行处理：

（一）被污染的饮用水，应当进行严格消毒处理；

（二）污水经消毒处理后排放；

（三）被污染的物品，应当进行严格消毒处理或者焚烧处理；

（四）粪便消毒处理达到无害化。

死于炭疽的动物尸体必须就地焚化，被污染的用具必须消毒处理，被污染的土地、草皮消毒后，必须将10厘米厚的表层土铲除，并在远离水源及河流的地方深埋。

第二十三条　出售、运输被传染病病原体污染或者来自疫区可能被传染病病原体污染的皮毛、旧衣物及生活用品等，必须按照卫生防疫机构的要求进行必要的卫生处理。

第二十四条　用于预防传染病的菌苗、疫苗等生物制品，由各省、自治区、直辖市卫生防疫机构统一向生物制品生产单位订购，其他任何单位和个人不得经营。

用于预防传染病的菌苗、疫苗等生物制品必须在卫生防疫机构监督指导下使用。

第二十五条　凡从事可能导致经血液传播传染病的美容、整容等单位和个人，必须执行国务院卫生行政部门的有关规定。

第二十六条　血站（库）、生物制品生产单位，必须严格执行国务院卫生行政部门的有关规定，保证血液、血液制品的质量，防止因输入血液、血液制品引起病毒性肝炎、艾滋病、疟疾等疾病的发生。任何单位和个人不准使用国务院卫生行政部门禁止进口的血液和血液制品。

第二十七条　生产、经营、使用消毒药剂和消毒器械、卫生用品、卫生材料、一次性医疗器材、隐形眼镜、人造器官等必须符合国家有关标准，不符合国家有关标准的不得生产、经营和使用。

第二十八条　发现人畜共患传染病已在人、畜间流行时，卫生行政部门与畜牧兽医部门应当深入疫区，按照职责分别对人、畜开展防治工作。

传染病流行区的家畜家禽，未经畜牧兽医部门检疫不得外运。

进入鼠疫自然疫源地捕猎旱獭应按照国家有关规定执行。

第二十九条　狂犬病的防治管理工作按照下列规定分工负责：

（一）公安部门负责县以上城市养犬的审批与违章养犬的处理，捕杀狂犬、野犬。

（二）畜牧兽医部门负责兽用狂犬病疫苗的研制、生产和供应；对城乡经批准的养犬进行预防接种、登记和发放"家犬免疫证"；对犬类狂犬病的疫情进行监测和负责进出口犬类的检疫、免疫及管理。

（三）乡（镇）政府负责辖区内养犬的管理，捕杀狂犬、野犬。

（四）卫生部门负责人用狂犬病疫苗的供应、接种和病人的诊治。

第三十条　自然疫源地或者可能是自然疫源地的地区计划兴建大型建设项目时，建设单位在设计任务书批准后，应当向当地卫生防疫机构申请对施工环境进行卫生调查，并根据卫生防疫机构的意见采取必要的卫生防疫措施后，方可办理开工手续。

兴建城市规划内的建设项目，属于在自然疫源地和可能是自然疫源地范围内的，城市规划主管部门在核发建设工程规划许可证明中，必须有卫生防疫部门提出的有关意见及结论。建设单位在施工过程中，必须采取预防传染病传播和扩散的措施。

第三十一条　卫生防疫机构接到在自然疫源地和可能是自然疫源地范围内兴办大型建设项目的建设单位的卫生调查申请后，应当及时组成调查组到现场进行调查，并提出该地区自然环境中可能存在的传染病病种、流行范围、流行强度及预防措施等意见和结论。

第三十二条　在自然疫源地或者可能是自然疫源地内施工的建设单位，应当设立预防保健组织负责施工期间的卫生防疫工作。

第三十三条　凡在生产、工作中接触传染病病原体的工作人员，可以按照国家有关规定申领卫生防疫津贴。

第三章　疫情报告

第三十四条　执行职务的医疗保健人员、卫生防疫人员为责任疫情报告人。

责任疫情报告人应当按照本办法第三十五条规定的时限向卫生行政部门指定的卫生防疫机构报告疫情，并做疫情登记。

第三十五条　责任疫情报告人发现甲类传染病和乙类传染病中的艾滋病、肺炭疽的病人、病原携带者和疑似传染病病人时，城镇于六小时内，农村于十二小时内，以最快的通讯方式向发病地的卫生防疫机构报告，并同时报出传染病报告卡。

责任疫情报告人发现乙类传染病病人、病原携带者和疑似传染病病人时，城镇于十二小时内，农村于二十四小时内向发病地的卫生防疫机构报出传染病报告卡。

责任疫情报告人在丙类传染病监测区内发现丙类传染病病人时，应当在二十四小时内向发病地的卫生防疫机构报出传染病报告卡。

第三十六条　传染病暴发、流行时，责任疫情报告人应当以最快的通讯方式向当地卫生防疫机构报告疫情。接到疫情报告的卫生防疫机构应当以最快的通讯方式报告上级卫生防疫机构和当地政府卫生行政部门，卫生行政部门接到报告后，应当立即报告当地政府。

省级政府卫生行政部门接到发现甲类传染病和发生传染病暴发、流行的报告后，应当于六小时内报告国务院卫生行政部门。

第三十七条　流动人员中的传染病病人、病原携带者和疑似传染病病人的传染病报告、处理由诊治地负责，其疫情登记、统计由户口所在地负责。

第三十八条 铁路、交通、民航、厂（场）矿的卫生防疫机构，应当定期向所在地卫生行政部门指定的卫生防疫机构报告疫情。

第三十九条 军队的传染病疫情，由中国人民解放军卫生主管部门根据军队有关规定向国务院卫生行政部门报告。

军队的医疗保健和卫生防疫机构，发现地方就诊的传染病病人、病原携带者、疑似传染病病人时，应当按照本办法第三十五条的规定报告疫情，并接受当地卫生防疫机构的业务指导。

第四十条 国境口岸所在地卫生行政部门指定的卫生防疫机构和港口、机场、铁路卫生防疫机构和国境卫生检疫机关在发现国境卫生检疫法规定的检疫传染病时，应当互相通报疫情。

发现人畜共患传染病时，卫生防疫机构和畜牧兽医部门应当互相通报疫情。

第四十一条 各级政府卫生行政部门指定的卫生防疫机构应当对辖区内各类医疗保健机构的疫情登记报告和管理情况定期进行核实、检查、指导。

第四十二条 传染病报告卡片邮寄信封应当印有明显的"红十字"标志及写明××卫生防疫机构收的字样。

邮电部门应当及时传递疫情报告的电话或者信卡，并实行邮资总付。

第四十三条 医务人员未经县级以上政府卫生行政部门批准，不得将就诊的淋病、梅毒、麻风病、艾滋病病人和艾滋病病原携带者及其家属的姓名、住址和个人病史公开。

第四章　控制

第四十四条　卫生防疫机构和医疗保健机构传染病的疫情处理实行分级分工管理。

第四十五条　艾滋病的监测管理按照国务院有关规定执行。

第四十六条　淋病、梅毒病人应当在医疗保健机构、卫生防疫机构接受治疗。尚未治愈前，不得进入公共浴池、游泳池。

第四十七条　医疗保健机构或者卫生防疫机构在诊治中发现甲类传染病的疑似病人，应当在二日内做出明确诊断。

第四十八条　甲类传染病病人和病原携带者以及乙类传染病中的艾滋病、淋病、梅毒病人的密切接触者必须按照有关规定接受检疫、医学检查和防治措施。

前款以外的乙类传染病病人及病原携带者的密切接触者，应当接受医学检查和防治措施。

第四十九条　甲类传染病疑似病人或者病原携带者的密切接触者，经留验排除是病人或者病原携带者后，留验期间的工资福利待遇由所属单位按出勤照发。

第五十条　发现甲类传染病病人、病原携带者或者疑似病人的污染场所，卫生防疫机构接到疫情报告后，应立即进行严格的卫生处理。

第五十一条　地方各级政府卫生行政部门发现本地区发生从未有过的传染病或者国家已宣布消除的传染病时，应当立即采取措施，必要时，向当地政府报告。

第五十二条　在传染病暴发、流行区域，当地政府应当根据传染病疫情控制的需要，组织卫生、医药、公安、工商、交通、水利、城建、农业、商业、民政、邮电、广播电视等部门采取下列预防、控制措施：

（一）对病人进行抢救、隔离治疗；

（二）加强粪便管理，清除垃圾、污物；

（三）加强自来水和其他饮用水的管理，保护饮用水源；

（四）消除病媒昆虫、钉螺、鼠类及其他染疫动物；

（五）加强易使传染病传播扩散活动的卫生管理；

（六）开展防病知识的宣传；

（七）组织对传染病病人、病原携带者、染疫动物密切接触人群的检疫、预防服药、应急接种等；

（八）供应用于预防和控制疫情所必需的药品、生物制品、消毒药品、器械等；

（九）保证居民生活必需品的供应。

第五十三条　县级以上政府接到下一级政府关于采取《传染病防治法》第二十五条规定的紧急措施报告时，应当在二十四小时内做出决定。下一级政府在上一级政府做出决定前，必要时，可以临时采取《传染病防治法》第二十五条第一款第（一）、（四）项紧急措施，但不得超过二十四小时。

第五十四条　撤销采取《传染病防治法》第二十五条紧急措施的条件是：

（一）甲类传染病病人、病原携带者全部治愈，乙类传染病病人、病原携带者得到有效的隔离治疗；病人尸体得到严格消毒处理；

（二）污染的物品及环境已经过消毒等卫生处理；有关病媒昆虫、染疫动物基本消除；

（三）暴发、流行的传染病病种，经过最长潜伏期后，未发现新的传染病病人，疫情得到有效的控制。

第五十五条　因患鼠疫、霍乱和炭疽病死亡的病人尸体，由治疗病人的医疗单位负责消毒处理，处理后应当立即火化。

患病毒性肝炎、伤寒和副伤寒、艾滋病、白喉、炭疽、脊髓灰质炎死亡的病人尸体，由治疗病人的医疗单位或者当地卫生防疫机构消毒处理后火化。

不具备火化条件的农村、边远地区，由治疗病人的医疗单位或者当地卫生防疫机构负责消毒后，可选远离居民点五百米以外、远离饮用水源五十米以外的地方，将尸体在距地面两米以下深埋。

民族自治地方执行前款的规定，依照《传染病防治法》第二十八条第三款的规定办理。

第五十六条　医疗保健机构、卫生防疫机构经县级以上政府卫生行政部门的批准可以对传染病病人尸体或者疑似传染病病人的尸体进行解剖查验。

第五十七条　卫生防疫机构处理传染病疫情的人员，可以凭当地政府卫生行政部门出具的处理疫情证明及有效的身份证明，优先在铁路、交通、民航部门购票，铁路、交通、民航部门应当保证售给最近一次通往目的地的车、船、机票。

交付运输的处理疫情的物品应当有明显标志，铁路、交通、民航部门应当保证用最快通往目的地的交通工具运出。

第五十八条　用于传染病监督控制的车辆，其标志由国务院卫生行政部门会同有关部门统一制定。任何单位和个人不得阻拦依法执行处理疫情任务的车辆和人员。

第五章　监督

第五十九条　地方各级政府卫生行政部门、卫生防疫机构和受国务院卫生行政部门委托的其他有关部门卫生主管机构推荐的传染病管理监督员，由省级以上政府卫生行政部门聘任并发给证件。

省级政府卫生行政部门聘任的传染病管理监督员，报国务院卫生行政部门备案。

第六十条　传染病管理监督员执行下列任务：

（一）监督检查《传染病防治法》及本办法的执行情况；

（二）进行现场调查，包括采集必需的标本及查阅、索取、翻印复制必要的文字、图片、声像资料等，并根据调查情况写出书面报告；

（三）对违法单位或者个人提出处罚建议；

（四）执行卫生行政部门或者其他有关部门卫生主管机构交付的任务；

（五）及时提出预防和控制传染病措施的建议。

第六十一条　各级各类医疗保健机构内设立的传染病管理检查员，由本单位推荐，经县级以上政府卫生行政部门或受国务院卫生行政部门委托的其他部门卫生主管机构批准并发给证件。

第六十二条　传染病管理检查员执行下列任务：

（一）宣传《传染病防治法》及本办法，检查本单位和责任地段的传染病防治措施的实施和疫情报告执行情况；

（二）对本单位和责任地段的传染病防治工作进行技术指导；

（三）执行卫生行政部门和卫生防疫机构对本单位及责任地段提出的改进传染病防治管理工作的意见；

（四）定期向卫生行政部门指定的卫生防疫机构汇报工作情况，遇到紧急情况及时报告。

第六十三条　传染病管理监督员、传染病管理检查员执行任务时，有关单位和个人必须给予协助。

第六十四条　传染病管理监督员的解聘和传染病管理检查员资格的取消，由原发证机关决定，并通知其所在单位和个人。

第六十五条　县级以上政府卫生行政部门和受国务院卫生行政部门

委托的部门，可以成立传染病技术鉴定组织。

第六章　罚则

第六十六条　有下列行为之一的，由县级以上政府卫生行政部门责令限期改正，可以处五千元以下的罚款；情节较严重的，可以处五千元以上二万元以下的罚款，对主管人员和直接责任人员由其所在单位或者上级机关给予行政处分：

（一）集中式供水单位供应的饮用水不符合国家规定的《生活饮用水卫生标准》的；

（二）单位自备水源未经批准与城镇供水系统连接的；

（三）未按城市环境卫生设施标准修建公共卫生设施致使垃圾、粪便、污水不能进行无害化处理的；

（四）对被传染病病原体污染的污水、污物、粪便不按规定进行消毒处理的；

（五）对被甲类和乙类传染病病人、病原携带者、疑似传染病病人污染的场所、物品未按照卫生防疫机构的要求实施必要的卫生处理的；

（六）造成传染病的医源性感染、医院内感染、实验室感染和致病性微生物扩散的；

（七）生产、经营、使用消毒药剂和消毒器械、卫生用品、卫生材料、一次性医疗器材、隐形眼镜、人造器官等不符合国家卫生标准，可能造成传染病的传播、扩散或者造成传染病的传播、扩散的；

（八）准许或者纵容传染病病人、病原携带者和疑似传染病病人，从事国务院卫生行政部门规定禁止从事的易使该传染病扩散的工作的；

（九）传染病病人、病原携带者故意传播传染病，造成他人感染的；

（十）甲类传染病病人、病原携带者或者疑似传染病病人，乙类传染病中艾滋病、肺炭疽病人拒绝进行隔离治疗的；

（十一）招用流动人员的用工单位，未向卫生防疫机构报告并未采取卫生措施，造成传染病传播、流行的；

（十二）违章养犬或者拒绝、阻挠捕杀违章犬，造成咬伤他人或者导致人群中发生狂犬病的。

前款所称情节较严重的，是指下列情形之一：

（一）造成甲类传染病、艾滋病、肺炭疽传播危险的；

（二）造成除艾滋病、肺炭疽之外的乙、丙类传染病暴发、流行的；

（三）造成传染病菌（毒）种扩散的；

（四）造成病人残疾、死亡的；

（五）拒绝执行《传染病防治法》及本办法的规定，屡经教育仍继续违法的。

第六十七条　在自然疫源地和可能是自然疫源地的地区兴建大型建设项目未经卫生调查即进行施工的，由县级以上政府卫生行政部门责令限期改正，可以处二千元以上二万元以下的罚款。

第六十八条　单位和个人出售、运输被传染病病原体污染和来自疫区可能被传染病病原体污染的皮毛、旧衣物及生活用品的，由县级以上政府卫生行政部门责令限期进行卫生处理，可以处出售金额一倍以下的罚款；造成传染病流行的，根据情节，可以处相当出售金额三倍以下的罚款，危害严重，出售金额不满二千元的，以二千元计算；对主管人员和直接责任人员由所在单位或者上级机关给予行政处分。

第六十九条　单位和个人非法经营、出售用于预防传染病菌苗、疫苗等生物制品的，县级以上政府卫生行政部门可以处相当出售金额三倍以下的罚款，危害严重，出售金额不满五千元的，以五千元计算；对主管人员和直接责任人员由所在单位或者上级机关根据情节，可以给予行政处分。

第七十条　有下列行为之一的单位和个人，县级以上政府卫生行政部门报请同级政府批准，对单位予以通报批评；对主管人员和直接责任人员由所在单位或者上级机关给予行政处分：

（一）传染病暴发、流行时，妨碍或者拒绝执行政府采取紧急措施的；

（二）传染病暴发、流行时，医疗保健人员、卫生防疫人员拒绝执行各级政府卫生行政部门调集其参加控制疫情的决定的；

（三）对控制传染病暴发、流行负有责任的部门拒绝执行政府有关控制疫情决定的；

（四）无故阻止和拦截依法执行处理疫情任务的车辆和人员的。

第七十一条　执行职务的医疗保健人员、卫生防疫人员和责任单位，不报、漏报、迟报传染病疫情的，由县级以上政府卫生行政部门责令限期改正，对主管人员和直接责任人员由其所在单位或者上级机关根据情节，可以给予行政处分。

个体行医人员在执行职务时，不报、漏报、迟报传染病疫情的，由县级以上政府卫生行政部门责令限期改正，限期内不改的，可以处一百元以上五百元以下罚款；对造成传染病传播流行的，可以处二百元以上二千元以下罚款。

第七十二条　县级政府卫生行政部门可以做出处一万元以下罚款的决定；决定处一万元以上罚款的，须报上一级政府卫生行政部门批准。

受国务院卫生行政部门委托的有关部门卫生主管机构可以做出处二千元以下罚款的决定；决定处二千元以上罚款的，须报当地县级以上政府卫生行政部门批准。

县级以上政府卫生行政部门在收取罚款时，应当出具正式的罚款收据。罚款全部上缴国库。

第七章　附则

第七十三条　《传染病防治法》及本办法的用语含义如下：

传染病病人、疑似传染病病人：指根据国务院卫生行政部门发布的《中华人民共和国传染病防治法规定管理的传染病诊断标准》，符合传染病病人和疑似传染病病人诊断标准的人。

病原携带者：指感染病原体无临床症状但能排出病原体的人。

暴发：指在一个局部地区，短期内，突然发生多例同一种传染病病人。

流行：指一个地区某种传染病发病率显著超过该病历年的一般发病率水平。

重大传染病疫情：指《传染病防治法》第二十五条所称的传染病的暴发、流行。

传染病监测：指对人群传染病的发生、流行及影响因素进行有计划的、系统的长期观察。

疫区：指传染病在人群中暴发或者流行，其病原体向周围传播时可能波及的地区。

人畜共患传染病：指鼠疫、流行性出血热、狂犬病、钩端螺旋体病、布鲁氏菌病、炭疽、流行性乙型脑炎、黑热病、包虫病、血吸虫病。

自然疫源地：指某些传染病的病原体在自然界的野生动物中长期保存并造成动物间流行的地区。

可能是自然疫源地：指在自然界中具有自然疫源性疾病存在的传染源和传播媒介，但尚未查明的地区。

医源性感染：指在医学服务中，因病原体传播引起的感染。

医院内感染：指就诊患者在医疗保健机构内受到的感染。

实验室感染：指从事实验室工作时，因接触病原体所致的感染。

消毒：指用化学、物理、生物的方法杀灭或者消除环境中的致病性微生物。

卫生处理：指消毒、杀虫、灭鼠等卫生措施以及隔离、留验、就地检验等医学措施。

卫生防疫机构：指卫生防疫站、结核病防治研究所（院）、寄生虫病防治研究所（站）、血吸虫病防治研究所（站）、皮肤病性病防治研究所（站）、地方病防治研究所（站）、鼠疫防治站（所）、乡镇预防保健站（所）及与上述机构专业相同的单位。

医疗保健机构：指医院、卫生院（所）、门诊部（所）、疗养院（所）、妇幼保健院（站）及与上述机构业务活动相同的单位。

第七十四条　省、自治区、直辖市政府可以根据《传染病防治法》和本办法制定实施细则。

第七十五条　本办法由国务院卫生行政部门负责解释。

第七十六条　本办法自发布之日起施行。

附录4 《中华人民共和国突发事件应对法》

中华人民共和国突发事件应对法①
（中华人民共和国主席令 第六十九号）

第一章 总 则

第一条 为了预防和减少突发事件的发生，控制、减轻和消除突发事件引起的严重社会危害，规范突发事件应对活动，保护人民生命财产安全，维护国家安全、公共安全、环境安全和社会秩序，制定本法。

第二条 突发事件的预防与应急准备、监测与预警、应急处置与救援、事后恢复与重建等应对活动，适用本法。

第三条 本法所称突发事件，是指突然发生，造成或者可能造成严重社会危害，需要采取应急处置措施予以应对的自然灾害、事故灾难、公共卫生事件和社会安全事件。

按照社会危害程度、影响范围等因素，自然灾害、事故灾难、公共卫生事件分为特别重大、重大、较大和一般四级。法律、行政法规或者国务院另有规定的，从其规定。

突发事件的分级标准由国务院或者国务院确定的部门制定。

第四条 国家建立统一领导、综合协调、分类管理、分级负责、属地管理为主的应急管理体制。

第五条 突发事件应对工作实行预防为主、预防与应急相结合的原

---

① 《中华人民共和国突发事件应对法》由中华人民共和国第十届全国人民代表大会常务委员会第二十九次会议于2007年8月30日通过，自2007年11月1日起施行。

则。国家建立重大突发事件风险评估体系，对可能发生的突发事件进行综合性评估，减少重大突发事件的发生，最大限度地减轻重大突发事件的影响。

第六条　国家建立有效的社会动员机制，增强全民的公共安全和防范风险的意识，提高全社会的避险救助能力。

第七条　县级人民政府对本行政区域内突发事件的应对工作负责；涉及两个以上行政区域的，由有关行政区域共同的上一级人民政府负责，或者由各有关行政区域的上一级人民政府共同负责。

突发事件发生后，发生地县级人民政府应当立即采取措施控制事态发展，组织开展应急救援和处置工作，并立即向上一级人民政府报告，必要时可以越级上报。

突发事件发生地县级人民政府不能消除或者不能有效控制突发事件引起的严重社会危害的，应当及时向上级人民政府报告。上级人民政府应当及时采取措施，统一领导应急处置工作。

法律、行政法规规定由国务院有关部门对突发事件的应对工作负责的，从其规定；地方人民政府应当积极配合并提供必要的支持。

第八条　国务院在总理领导下研究、决定和部署特别重大突发事件的应对工作；根据实际需要，设立国家突发事件应急指挥机构，负责突发事件应对工作；必要时，国务院可以派出工作组指导有关工作。

县级以上地方各级人民政府设立由本级人民政府主要负责人、相关部门负责人、驻当地中国人民解放军和中国人民武装警察部队有关负责人组成的突发事件应急指挥机构，统一领导、协调本级人民政府各有关部门和下级人民政府开展突发事件应对工作；根据实际需要，设立相关类别突发事件应急指挥机构，组织、协调、指挥突发事件应对工作。

上级人民政府主管部门应当在各自职责范围内，指导、协助下级人民政府及其相应部门做好有关突发事件的应对工作。

第九条　国务院和县级以上地方各级人民政府是突发事件应对工作的行政领导机关，其办事机构及具体职责由国务院规定。

第十条　有关人民政府及其部门做出的应对突发事件的决定、命令，应当及时公布。

第十一条　有关人民政府及其部门采取的应对突发事件的措施，应当与突发事件可能造成的社会危害的性质、程度和范围相适应；有多种措施可供选择的，应当选择有利于最大限度地保护公民、法人和其他组织权益的措施。

公民、法人和其他组织有义务参与突发事件应对工作。

第十二条　有关人民政府及其部门为应对突发事件，可以征用单位和个人的财产。被征用的财产在使用完毕或者突发事件应急处置工作结束后，应当及时返还。财产被征用或者征用后毁损、灭失的，应当给予补偿。

第十三条　因采取突发事件应对措施，诉讼、行政复议、仲裁活动不能正常进行的，适用有关时效中止和程序中止的规定，但法律另有规定的除外。

第十四条　中国人民解放军、中国人民武装警察部队和民兵组织依照本法和其他有关法律、行政法规、军事法规的规定以及国务院、中央军事委员会的命令，参加突发事件的应急救援和处置工作。

第十五条　中华人民共和国政府在突发事件的预防、监测与预警、应急处置与救援、事后恢复与重建等方面，同外国政府和有关国际组织开展合作与交流。

第十六条　县级以上人民政府做出应对突发事件的决定、命令，应当报本级人民代表大会常务委员会备案；突发事件应急处置工作结束后，应当向本级人民代表大会常务委员会作出专项工作报告。

第二章　预防与应急准备

第十七条　国家建立健全突发事件应急预案体系。

国务院制定国家突发事件总体应急预案，组织制定国家突发事件专项应急预案；国务院有关部门根据各自的职责和国务院相关应急预案，制定国家突发事件部门应急预案。

地方各级人民政府和县级以上地方各级人民政府有关部门根据有关法律、法规、规章、上级人民政府及其有关部门的应急预案以及本地区的实际情况，制定相应的突发事件应急预案。

应急预案制定机关应当根据实际需要和情势变化，适时修订应急预案。应急预案的制定、修订程序由国务院规定。

第十八条　应急预案应当根据本法和其他有关法律、法规的规定，针对突发事件的性质、特点和可能造成的社会危害，具体规定突发事件应急管理工作的组织指挥体系与职责和突发事件的预防与预警机制、处置程序、应急保障措施以及事后恢复与重建措施等内容。

第十九条　城乡规划应当符合预防、处置突发事件的需要，统筹安排应对突发事件所必需的设备和基础设施建设，合理确定应急避难场所。

第二十条　县级人民政府应当对本行政区域内容易引发自然灾害、事故灾难和公共卫生事件的危险源、危险区域进行调查、登记、风险评估，定期进行检查、监控，并责令有关单位采取安全防范措施。

省级和设区的市级人民政府应当对本行政区域内容易引发特别重大、重大突发事件的危险源、危险区域进行调查、登记、风险评估，组织进行检查、监控，并责令有关单位采取安全防范措施。

县级以上地方各级人民政府按照本法规定登记的危险源、危险区域，应当按照国家规定及时向社会公布。

第二十一条　县级人民政府及其有关部门、乡级人民政府、街道办事处、居民委员会、村民委员会应当及时调解处理可能引发社会安全事件的矛盾纠纷。

第二十二条　所有单位应当建立健全安全管理制度，定期检查本单位各项安全防范措施的落实情况，及时消除事故隐患；掌握并及时处理本单位存在的可能引发社会安全事件的问题，防止矛盾激化和事态扩大；对本单位可能发生的突发事件和采取安全防范措施的情况，应当按照规定及时向所在地人民政府或者人民政府有关部门报告。

第二十三条　矿山、建筑施工单位和易燃易爆物品、危险化学品、放射性物品等危险物品的生产、经营、储运、使用单位，应当制定具体应急预案，并对生产经营场所、有危险物品的建筑物、构筑物及周边环境开展隐患排查，及时采取措施消除隐患，防止发生突发事件。

第二十四条　公共交通工具、公共场所和其他人员密集场所的经营单位或者管理单位应当制定具体应急预案，为交通工具和有关场所配备报警装置和必要的应急救援设备、设施，注明其使用方法，并显著标明安全撤离的通道、路线，保证安全通道、出口的畅通。

有关单位应当定期检测、维护其报警装置和应急救援设备、设施，使其处于良好状态，确保正常使用。

第二十五条　县级以上人民政府应当建立健全突发事件应急管理培训制度，对人民政府及其有关部门负有处置突发事件职责的工作人员定期进行培训。

第二十六条　县级以上人民政府应当整合应急资源，建立或者确定综合性应急救援队伍。人民政府有关部门可以根据实际需要设立专业应急救援队伍。

县级以上人民政府及其有关部门可以建立由成年志愿者组成的应急救援队伍。单位应当建立由本单位职工组成的专职或者兼职应急救援队伍。

县级以上人民政府应当加强专业应急救援队伍与非专业应急救援队伍的合作，联合培训、联合演练，提高合成应急、协同应急的能力。

第二十七条　国务院有关部门、县级以上地方各级人民政府及其有关部门、有关单位应当为专业应急救援人员购买人身意外伤害保险，配备必要的防护装备和器材，减少应急救援人员的人身风险。

第二十八条　中国人民解放军、中国人民武装警察部队和民兵组织应当有计划地组织开展应急救援的专门训练。

第二十九条　县级人民政府及其有关部门、乡级人民政府、街道办事处应当组织开展应急知识的宣传普及活动和必要的应急演练。

居民委员会、村民委员会、企业事业单位应当根据所在地人民政府的要求，结合各自的实际情况，开展有关突发事件应急知识的宣传普及活动和必要的应急演练。

新闻媒体应当无偿开展突发事件预防与应急、自救与互救知识的公益宣传。

第三十条　各级各类学校应当把应急知识教育纳入教学内容，对学生进行应急知识教育，培养学生的安全意识和自救与互救能力。

教育主管部门应当对学校开展应急知识教育进行指导和监督。

第三十一条　国务院和县级以上地方各级人民政府应当采取财政措施，保障突发事件应对工作所需经费。

第三十二条　国家建立健全应急物资储备保障制度，完善重要应急物资的监管、生产、储备、调拨和紧急配送体系。

设区的市级以上人民政府和突发事件易发、多发地区的县级人民政府应当建立应急救援物资、生活必需品和应急处置装备的储备制度。

县级以上地方各级人民政府应当根据本地区的实际情况，与有关企业签订协议，保障应急救援物资、生活必需品和应急处置装备的生产、供给。

第三十三条　国家建立健全应急通信保障体系，完善公用通信网，建立有线与无线相结合、基础电信网络与机动通信系统相配套的应急通信系统，确保突发事件应对工作的通信畅通。

第三十四条　国家鼓励公民、法人和其他组织为人民政府应对突发事件工作提供物资、资金、技术支持和捐赠。

第三十五条　国家发展保险事业，建立国家财政支持的巨灾风险保险体系，并鼓励单位和公民参加保险。

第三十六条　国家鼓励、扶持具备相应条件的教学科研机构培养应急管理专门人才，鼓励、扶持教学科研机构和有关企业研究开发用于突发事件预防、监测、预警、应急处置与救援的新技术、新设备和新工具。

第三章　监测与预警

第三十七条　国务院建立全国统一的突发事件信息系统。

县级以上地方各级人民政府应当建立或者确定本地区统一的突发事件信息系统，汇集、储存、分析、传输有关突发事件的信息，并与上级人民政府及其有关部门、下级人民政府及其有关部门、专业机构和监测网点的突发事件信息系统实现互联互通，加强跨部门、跨地区的信息交流与情报合作。

第三十八条　县级以上人民政府及其有关部门、专业机构应当通过多种途径收集突发事件信息。

县级人民政府应当在居民委员会、村民委员会和有关单位建立专职或者兼职信息报告员制度。

获悉突发事件信息的公民、法人或者其他组织，应当立即向所在地人民政府、有关主管部门或者指定的专业机构报告。

第三十九条　地方各级人民政府应当按照国家有关规定向上级人民政府报送突发事件信息。县级以上人民政府有关主管部门应当向本级人民政府相关部门通报突发事件信息。专业机构、监测网点和信息报告员应当及时向所在地人民政府及其有关主管部门报告突发事件信息。

有关单位和人员报送、报告突发事件信息，应当做到及时、客观、真实，不得迟报、谎报、瞒报、漏报。

第四十条　县级以上地方各级人民政府应当及时汇总分析突发事件隐患和预警信息，必要时组织相关部门、专业技术人员、专家学者进行会商，对发生突发事件的可能性及其可能造成的影响进行评估；认为可能发生重大或者特别重大突发事件的，应当立即向上级人民政府报告，并向上级人民政府有关部门、当地驻军和可能受到危害的毗邻或者相关地区的人民政府通报。

第四十一条　国家建立健全突发事件监测制度。

县级以上人民政府及其有关部门应当根据自然灾害、事故灾难和公共卫生事件的种类和特点，建立健全基础信息数据库，完善监测网络，划分监测区域，确定监测点，明确监测项目，提供必要的设备、设施，配备专职或者兼职人员，对可能发生的突发事件进行监测。

第四十二条　国家建立健全突发事件预警制度。

可以预警的自然灾害、事故灾难和公共卫生事件的预警级别，按照突发事件发生的紧急程度、发展势态和可能造成的危害程度分为一级、二级、三级和四级，分别用红色、橙色、黄色和蓝色标示，一级为最高级别。

预警级别的划分标准由国务院或者国务院确定的部门制定。

第四十三条　可以预警的自然灾害、事故灾难或者公共卫生事件即将发生或者发生的可能性增大时，县级以上地方各级人民政府应当根据有关法律、行政法规和国务院规定的权限和程序，发布相应级别的警报，决定并宣布有关地区进入预警期，同时向上一级人民政府报告，必要时可以越级上报，并向当地驻军和可能受到危害的毗邻或者相关地区的人民政府通报。

第四十四条　发布三级、四级警报，宣布进入预警期后，县级以上地方各级人民政府应当根据即将发生的突发事件的特点和可能造成的危害，采取下列措施：

（一）启动应急预案；

（二）责令有关部门、专业机构、监测网点和负有特定职责的人员及时收集、报告有关信息，向社会公布反映突发事件信息的渠道，加强对突发事件发生、发展情况的监测、预报和预警工作；

（三）组织有关部门和机构、专业技术人员、有关专家学者，随时对突发事件信息进行分析评估，预测发生突发事件可能性的大小、影响范围和强度以及可能发生的突发事件的级别；

（四）定时向社会发布与公众有关的突发事件预测信息和分析评估结果，并对相关信息的报道工作进行管理；

（五）及时按照有关规定向社会发布可能受到突发事件危害的警告，宣传避免、减轻危害的常识，公布咨询电话。

第四十五条　发布一级、二级警报，宣布进入预警期后，县级以上地方各级人民政府除采取本法第四十四条规定的措施外，还应当针对即将发生的突发事件的特点和可能造成的危害，采取下列一项或者多项措施：

（一）责令应急救援队伍、负有特定职责的人员进入待命状态，并动员后备人员做好参加应急救援和处置工作的准备；

（二）调集应急救援所需物资、设备、工具，准备应急设施和避难场所，并确保其处于良好状态、随时可以投入正常使用；

（三）加强对重点单位、重要部位和重要基础设施的安全保卫，维护社会治安秩序；

（四）采取必要措施，确保交通、通信、供水、排水、供电、供气、供热等公共设施的安全和正常运行；

（五）及时向社会发布有关采取特定措施避免或者减轻危害的建议、劝告；

（六）转移、疏散或者撤离易受突发事件危害的人员并予以妥善安置，转移重要财产；

（七）关闭或者限制使用易受突发事件危害的场所，控制或者限制容易导致危害扩大的公共场所的活动；

（八）法律、法规、规章规定的其他必要的防范性、保护性措施。

第四十六条　对即将发生或者已经发生的社会安全事件，县级以上地方各级人民政府及其有关主管部门应当按照规定向上一级人民政府及其有关主管部门报告，必要时可以越级上报。

第四十七条　发布突发事件警报的人民政府应当根据事态的发展，按照有关规定适时调整预警级别并重新发布。

有事实证明不可能发生突发事件或者危险已经解除的，发布警报的人民政府应当立即宣布解除警报，终止预警期，并解除已经采取的有关措施。

第四章　应急处置与救援

第四十八条　突发事件发生后，履行统一领导职责或者组织处置突发事件的人民政府应当针对其性质、特点和危害程度，立即组织有关部门，调动应急救援队伍和社会力量，依照本章的规定和有关法律、法规、规章的规定采取应急处置措施。

第四十九条　自然灾害、事故灾难或者公共卫生事件发生后，履行统一领导职责的人民政府可以采取下列一项或者多项应急处置措施：

（一）组织营救和救治受害人员，疏散、撤离并妥善安置受到威胁的人员以及采取其他救助措施；

（二）迅速控制危险源，标明危险区域，封锁危险场所，划定警戒区，实行交通管制以及其他控制措施；

（三）立即抢修被损坏的交通、通信、供水、排水、供电、供气、供热等公共设施，向受到危害的人员提供避难场所和生活必需品，实施医疗救护和卫生防疫以及其他保障措施；

（四）禁止或者限制使用有关设备、设施，关闭或者限制使用有关场所，中止人员密集的活动或者可能导致危害扩大的生产经营活动以及采取其他保护措施；

（五）启用本级人民政府设置的财政预备费和储备的应急救援物资，必要时调用其他急需物资、设备、设施、工具；

（六）组织公民参加应急救援和处置工作，要求具有特定专长的人员提供服务；

（七）保障食品、饮用水、燃料等基本生活必需品的供应；

（八）依法从严惩处囤积居奇、哄抬物价、制假售假等扰乱市场秩序的行为，稳定市场价格，维护市场秩序；

（九）依法从严惩处哄抢财物、干扰破坏应急处置工作等扰乱社会秩序的行为，维护社会治安；

（十）采取防止发生次生、衍生事件的必要措施。

第五十条　社会安全事件发生后，组织处置工作的人民政府应当立即组织有关部门并由公安机关针对事件的性质和特点，依照有关法律、行政法规和国家其他有关规定，采取下列一项或者多项应急处置措施：

（一）强制隔离使用器械相互对抗或者以暴力行为参与冲突的当事人，妥善解决现场纠纷和争端，控制事态发展；

（二）对特定区域内的建筑物、交通工具、设备、设施以及燃料、燃气、电力、水的供应进行控制；

（三）封锁有关场所、道路，查验现场人员的身份证件，限制有关公共场所内的活动；

（四）加强对易受冲击的核心机关和单位的警卫，在国家机关、军事机关、国家通讯社、广播电台、电视台、外国驻华使领馆等单位附近设置临时警戒线；

（五）法律、行政法规和国务院规定的其他必要措施。

严重危害社会治安秩序的事件发生时，公安机关应当立即依法出动警力，根据现场情况依法采取相应的强制性措施，尽快使社会秩序恢复正常。

第五十一条　发生突发事件，严重影响国民经济正常运行时，国务院或者国务院授权的有关主管部门可以采取保障、控制等必要的应急措施，保障人民群众的基本生活需要，最大限度地减轻突发事件的影响。

第五十二条　履行统一领导职责或者组织处置突发事件的人民政府，必要时可以向单位和个人征用应急救援所需设备、设施、场地、交通工具和其他物资，请求其他地方人民政府提供人力、物力、财力或者技术支援，要求生产、供应生活必需品和应急救援物资的企业组织生产、保证供给，要求提供医疗、交通等公共服务的组织提供相应的服务。

履行统一领导职责或者组织处置突发事件的人民政府，应当组织协调运输经营单位，优先运送处置突发事件所需物资、设备、工具、应急救援人员和受到突发事件危害的人员。

第五十三条　履行统一领导职责或者组织处置突发事件的人民政府，应当按照有关规定统一、准确、及时发布有关突发事件事态发展和应急处置工作的信息。

第五十四条　任何单位和个人不得编造、传播有关突发事件事态发展或者应急处置工作的虚假信息。

第五十五条　突发事件发生地的居民委员会、村民委员会和其他组织应当按照当地人民政府的决定、命令，进行宣传动员，组织群众开展自救和互救，协助维护社会秩序。

第五十六条　受到自然灾害危害或者发生事故灾难、公共卫生事件的单位，应当立即组织本单位应急救援队伍和工作人员营救受害人员，疏散、撤离、安置受到威胁的人员，控制危险源，标明危险区域，封锁危险场所，并采取其他防止危害扩大的必要措施，同时向所在地县级人民政府报告；对因本单位的问题引发的或者主体是本单位人员的社会安全事件，有关单位应当按照规定上报情况，并迅速派出负责人赶赴现场开展劝解、疏导工作。

突发事件发生地的其他单位应当服从人民政府发布的决定、命令，配合人民政府采取的应急处置措施，做好本单位的应急救援工作，并积极组织人员参加所在地的应急救援和处置工作。

第五十七条　突发事件发生地的公民应当服从人民政府、居民委员会、村民委员会或者所属单位的指挥和安排，配合人民政府采取的应急处置措施，积极参加应急救援工作，协助维护社会秩序。

第五章　事后恢复与重建

第五十八条　突发事件的威胁和危害得到控制或者消除后，履行统一领导职责或者组织处置突发事件的人民政府应当停止执行依照本法规定采取的应急处置措施，同时采取或者继续实施必要措施，防止发生自然灾害、事故灾难、公共卫生事件的次生、衍生事件或者重新引发社会安全事件。

第五十九条　突发事件应急处置工作结束后，履行统一领导职责的人民政府应当立即组织对突发事件造成的损失进行评估，组织受影响地区尽快恢复生产、生活、工作和社会秩序，制定恢复重建计划，并向上一级人民政府报告。

受突发事件影响地区的人民政府应当及时组织和协调公安、交通、铁路、民航、邮电、建设等有关部门恢复社会治安秩序，尽快修复被损坏的交通、通信、供水、排水、供电、供气、供热等公共设施。

第六十条　受突发事件影响地区的人民政府开展恢复重建工作需要上一级人民政府支持的，可以向上一级人民政府提出请求。上一级人民政府应当根据受影响地区遭受的损失和实际情况，提供资金、物资支持和技术指导，组织其他地区提供资金、物资和人力支援。

第六十一条　国务院根据受突发事件影响地区遭受损失的情况，制定扶持该地区有关行业发展的优惠政策。

受突发事件影响地区的人民政府应当根据本地区遭受损失的情况，制定救助、补偿、抚慰、抚恤、安置等善后工作计划并组织实施，妥善解决因处置突发事件引发的矛盾和纠纷。

公民参加应急救援工作或者协助维护社会秩序期间，其在本单位的工资待遇和福利不变；表现突出、成绩显著的，由县级以上人民政府给予表彰或者奖励。

县级以上人民政府对在应急救援工作中伤亡的人员依法给予抚恤。

第六十二条　履行统一领导职责的人民政府应当及时查明突发事件的发生经过和原因，总结突发事件应急处置工作的经验教训，制定改进措施，并向上一级人民政府提出报告。

第六章　法律责任

第六十三条　地方各级人民政府和县级以上各级人民政府有关部门违反本法规定，不履行法定职责的，由其上级行政机关或者监察机关责令改正；有下列情形之一的，根据情节对直接负责的主管人员和其他直接责任人员依法给予处分：

（一）未按规定采取预防措施，导致发生突发事件，或者未采取必要的防范措施，导致发生次生、衍生事件的；

（二）迟报、谎报、瞒报、漏报有关突发事件的信息，或者通报、报送、公布虚假信息，造成后果的；

（三）未按规定及时发布突发事件警报、采取预警期的措施，导致损害发生的；

（四）未按规定及时采取措施处置突发事件或者处置不当，造成后果的；

（五）不服从上级人民政府对突发事件应急处置工作的统一领导、指挥和协调的；

（六）未及时组织开展生产自救、恢复重建等善后工作的；

（七）截留、挪用、私分或者变相私分应急救援资金、物资的；

（八）不及时归还征用的单位和个人的财产，或者对被征用财产的单位和个人不按规定给予补偿的。

第六十四条　有关单位有下列情形之一的，由所在地履行统一领导职责的人民政府责令停产停业，暂扣或者吊销许可证或者营业执照，并处五万元以上二十万元以下的罚款；构成违反治安管理行为的，由公安机关依法给予处罚：

（一）未按规定采取预防措施，导致发生严重突发事件的；

（二）未及时消除已发现的可能引发突发事件的隐患，导致发生严重突发事件的；

（三）未做好应急设备、设施日常维护、检测工作，导致发生严重突发事件或者突发事件危害扩大的；

（四）突发事件发生后，不及时组织开展应急救援工作，造成严重后果的。

前款规定的行为，其他法律、行政法规规定由人民政府有关部门依法决定处罚的，从其规定。

第六十五条　违反本法规定，编造并传播有关突发事件事态发展或者应急处置工作的虚假信息，或者明知是有关突发事件事态发展或者应急处置工作的虚假信息而进行传播的，责令改正，给予警告；造成严重后果的，依法暂停其业务活动或者吊销其执业许可证；负有直接责任的人员是国家工作人员的，还应当对其依法给予处分；构成违反治安管理行为的，由公安机关依法给予处罚。

第六十六条　单位或者个人违反本法规定，不服从所在地人民政府及其有关部门发布的决定、命令或者不配合其依法采取的措施，构成违反治安管理行为的，由公安机关依法给予处罚。

第六十七条　单位或者个人违反本法规定，导致突发事件发生或者危害扩大，给他人人身、财产造成损害的，应当依法承担民事责任。

第六十八条　违反本法规定，构成犯罪的，依法追究刑事责任。

第七章　附　则

第六十九条　发生特别重大突发事件，对人民生命财产安全、国家安全、公共安全、环境安全或者社会秩序构成重大威胁，采取本法和其他有关法律、法规、规章规定的应急处置措施不能消除或者有效控制、减轻其严重社会危害，需要进入紧急状态的，由全国人民代表大会常务委员会或者国务院依照宪法和其他有关法律规定的权限和程序决定。

紧急状态期间采取的非常措施，依照有关法律规定执行或者由全国人民代表大会常务委员会另行规定。

第七十条　本法自 2007 年 11 月 1 日起施行。

后　记

　　歌德在《浮士德》里说过:"理论是灰色的,生命之树常青。"理论研究必须联系实际,学术研究只有植根在现实社会需求的土壤里,才能体现时代的价值,推动社会的巨大进步。近年来,随着气候和环境的剧烈变化,尤其是2019年12月以来太阳黑子活动的持续异常,加剧了磁场、射线的变化,导致传染病病毒不断变异,新的传染病不断涌现。仅以新冠病毒为例,根据《日本经济新闻》报道,截至2022年1月底,新冠疫情自发生以来不断演化,变异株在全球已超过1 000种,大部分变异毒株被自然淘汰,留下的毒株可能更具传染性且更容易引发重症,不仅严重地影响到我们的生命安全,更冲击着我们的经济社会生活,还深远地影响着我们的生活方式和行为心理。作为一名护理管理学的研究人员,虽然我没有机会参与前线抗疫工作,但是仍然希望通过自己对公共卫生事务领域的研究,为抗疫尽一份心意。

　　一年来,我与皮星教授、谭华伟研究员、唐德祥教授等人反复研讨,带领团队共同完成了本书，旨在通过理论研究为我国公共卫生事务快速应急决策服务，优化公共卫生事务应急决策的治理体系，提高公共卫生事务快速应急决策的科学水平，提升我国抗疫决策的整体效率。

科研没有平坦的大道，只有不畏艰险并努力攀登的人，才有希望达到光辉的顶点。在本书完成之际，我们诚挚地向公共卫生管理学领域的诸多科研前辈及本主题相关成果的作者致谢。作为一名公共卫生管理学的研究人员，我深知每一项成果都来之不易，正是因为站在巨人的肩膀上，我们才能继承前辈们的学术基础和研究范式，进而持续创新、砥砺前行。

此外，还要感谢陆军军医大学的林海、罗羽、罗丽、谭静、杨丹、张索飞、陈堃、胡光云等领导和同事，他们为本书的出版提供了相关政策支持和帮助。感谢重庆市卫健委、重庆市科技局、重庆市社科联、重庆市医院成本研究管理中心相关领导为我们提供的参与调研、学习的机会，以及在撰写过程中给予我们的真诚帮助和有益分享。

最后，还要特别感谢我的父母，他们给了我健康的身体并以言传身教的方式引领我积极向上、追求卓越，他们一直以来不辞辛苦，帮助我照看小孩，为我潜心科研提供了后勤保障；感谢我的先生和儿子，他们给予了我莫大的鼓励及支持；感谢我的亲朋好友，一直以来，在我需要帮助的时候，他们总能在最合适的时点以最合意的方式出现，给予了我很多温暖和支持。

同时，向本书的编辑老师们表示感谢，他们花费了大量的时间和精力，反复校对书稿，其中体现出的专业素养和严谨治学的态度，既是本书质量的重要保障，又是我们未来严谨治学的榜样。

当然，因为时间和水平等各方面的限制，书中难免有不足之处，敬请广大读者批评指正。

何孝崇

2022 年 9 月